观手知健康

——经络全息手诊

蔡洪光 编著

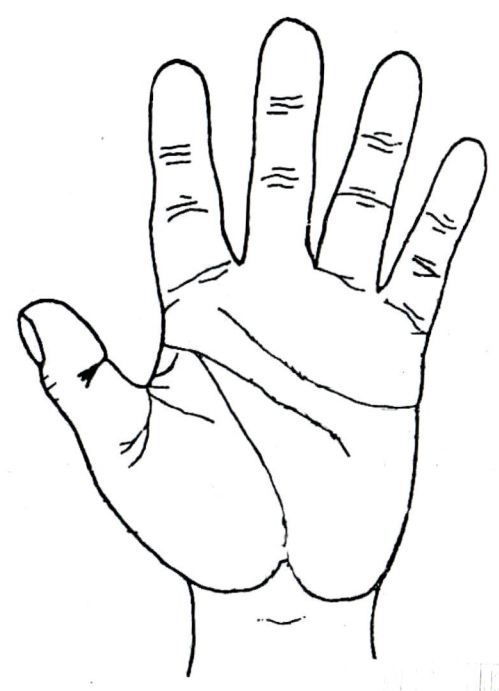

U0781879

广东科技出版社

·广 州·

图书在版编目（CIP）数据

观手知健康：经络全息手诊/蔡洪光编著. —广州：
广东科技出版社，2005.2（2024.10重印）
ISBN 978-7-5359-3593-9

Ⅰ. ①观… Ⅱ. ①蔡… Ⅲ①掌诊 Ⅳ. ①R241.29

中国版本图书馆CIP数据核字（2004）第038017号

出 版 人：朱文清
责任编辑：邓 彦 邵水生 李希希 马霄行
封面设计：陈维德
版式设计：余笑文
责任印制：彭海波
出版发行：广东科技出版社
　　　　　（广州市环市东路水荫路11号 邮政编码：510075）
销售热线：020-37607413
https://www.gdstp.com.cn
E-mail：gdkjbw@nfcb.com.cn
经　　销：广东新华发行集团股份有限公司
印　　刷：佛山市浩文彩色印刷有限公司
　　　　　（南海区狮山科技工业园A区 邮政编码：528225）
规　　格：889 mm×1 194 mm 1/32 印张4.25 字数140千
版　　次：2005年2月第1版
　　　　　2024年10月第25次印刷
印　　数：253 001～256 000册
定　　价：19.50元

　　蔡洪光医师，广州人，1952年出生，大学毕业，并师从广州中医药大学针灸主任靳瑞教授、武当山道长郭高一及积善寺大师陈荫。从事中医临床和教学二十多年，不仅擅长研究人体经络健康养生文化，还擅长钻研与其相关的经络全息手诊、面诊、舌诊、脉诊、腹诊等。编著了《实用经络点穴疗法》、《中医经络消脂减腹健康法》、《四时养生与饮食》、《对症饮食》、《观手知健康》等中医系列丛书，其中《观手知健康》VCD系列（十碟）光盘已由太平洋音像发行公司向全国出版发行，受到社会各界的好评。

　　蔡洪光医师主要能够将中医诊断、中草药、经络点穴、传统疗法的刮、拍、拔、灸及民间的饮食疗法之精华融为一体，其三通一平（一通经脉而祛痛、二通大肠而无病、三通血脉而长命、一平关键调心态）的中医经络整体综合疗法。见解独到，与众不同，解决了许多亚健康和健康美容的问题，甚至一些奇难杂症往往手到病除，立起沉疴。

　　蔡洪光医师编著的的经络、养生、饮食、诊断等书，广为流行，其实用性和稳定疗法一直受到国内外社会各界人士的好评。

内容简介

　　手是用于做事的，这是常知；但用于判断健康状态，却不是很多人知晓的。

　　本书从经络全息的角度，全面介绍了握手、观手指（指形）、指甲、半月痕、青筋、"三斑"（黑斑、白斑、血痣）、掌纹、手掌气血等，通过手掌了解自己和别人的健康状态以及预知各种变化，用以趋吉避凶，提前做好预防、保健，以防疾病和不测。同时，为了便于读者掌握观掌手诊，还介绍了疾病全息诊断和第二掌骨全息诊疗方法。通过手掌全息反射区，不但可以保健身体，还能迅速治疗一些病症，非常适合在外缺医少药的地方运用。

　　本书内容丰富，通俗易懂、实用可靠、图文并茂，许多资料和图片是作者几十年来实践的珍贵保存。是一本不可多得的、群众性的医学保健读物，值得向广大读者推荐。

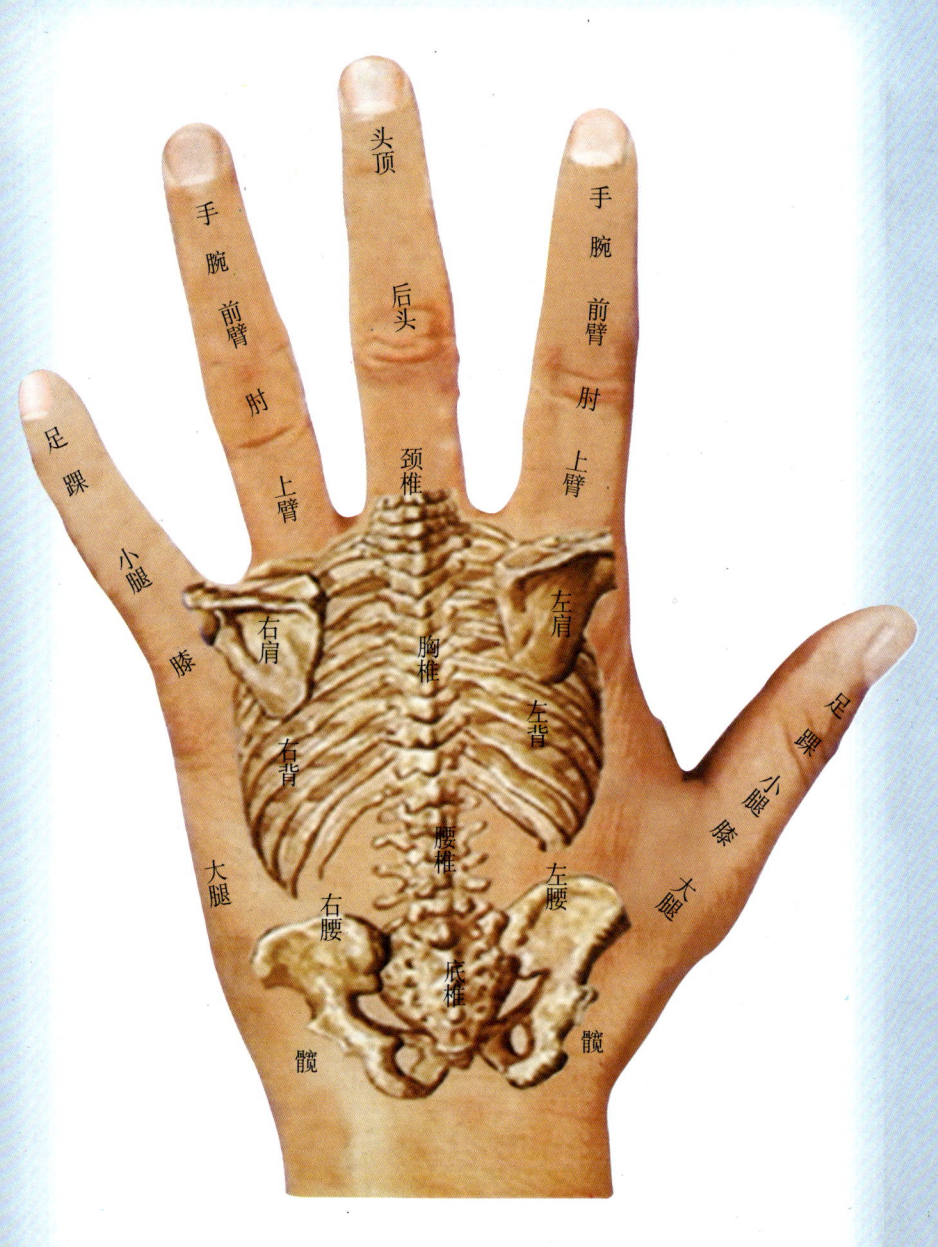

头顶

后头

手腕 前臂 肘 上臂

颈椎

左肩

左背

胸椎

右肩

右背

腰椎

左腰

右腰

底椎

髋

髋

足踝 小腿 膝 大腿

足踝 小腿 膝 大腿

手腕 前臂 肘 上臂

手背全息图

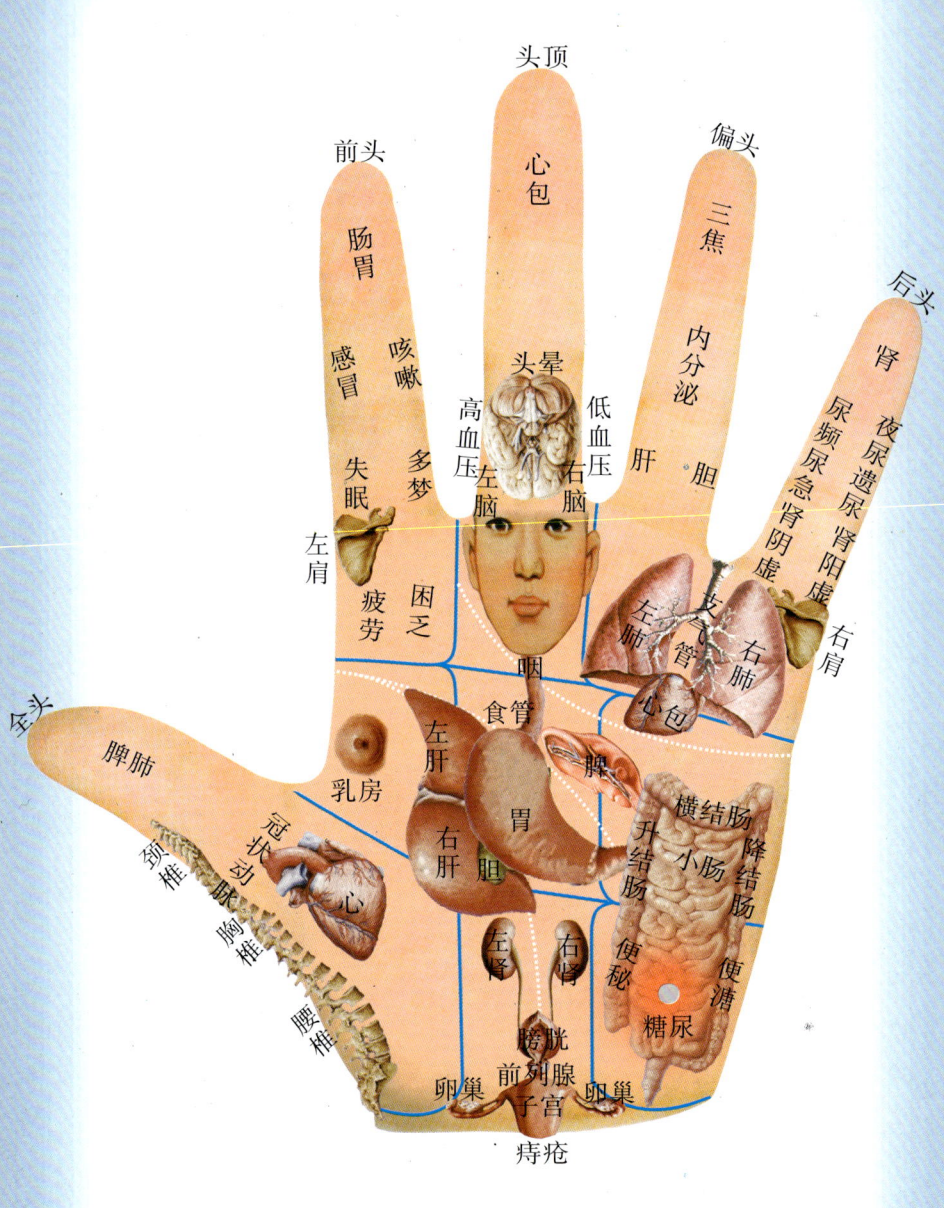

手掌（左）全息图

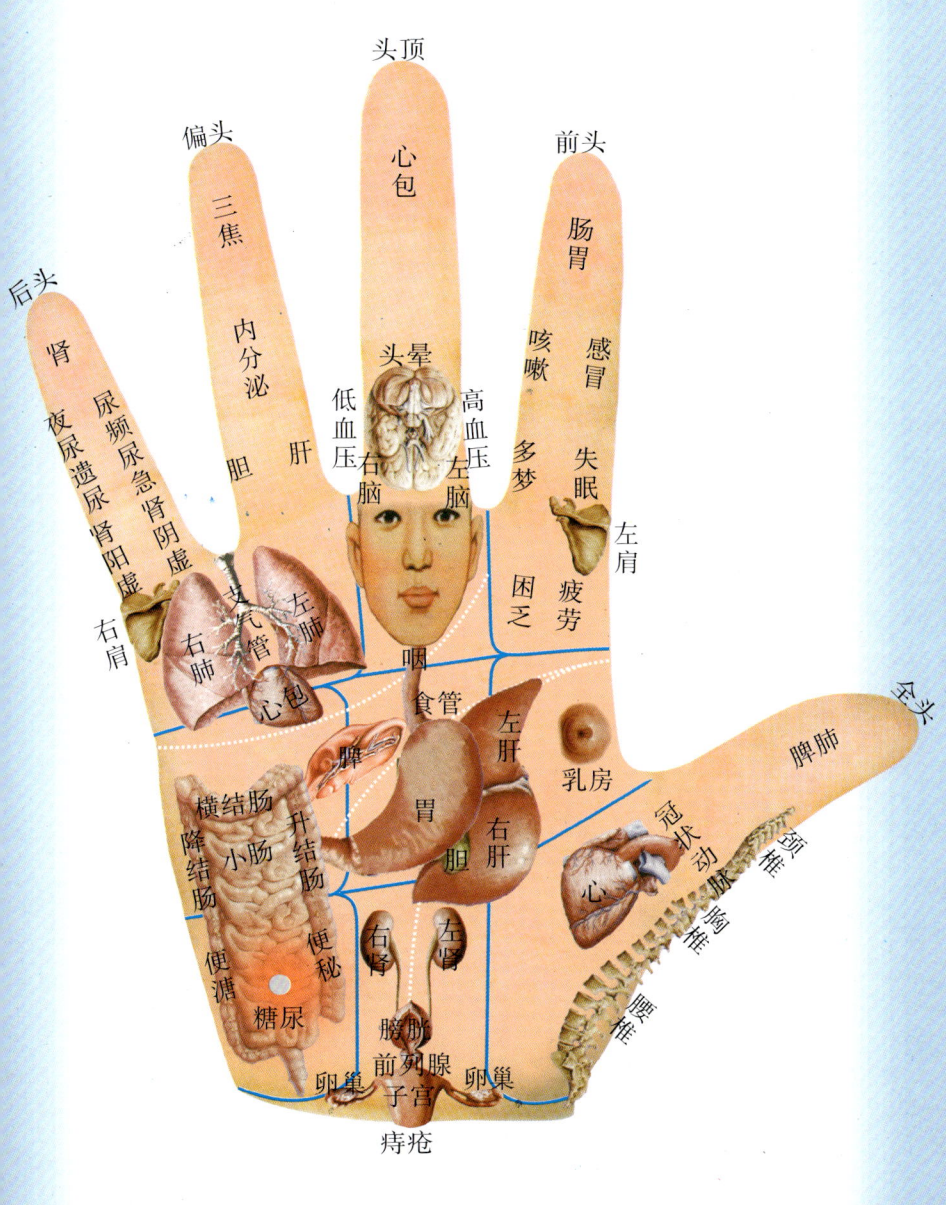

手掌（右）全息图

一个种莲藕的能手，被问到莲藕一般有多少个孔时，竟然不知道。

一个瞎子上楼回家，虽然看不到家门，但是却心中有数，绝不会走错。

在日常生活中，许多生活的现象、身体的变化，大多数人都无意去留心，错过了许多宝贵的治疗机会，最终造成大错。

所以世界卫生组织的秘书长讲过一句名言：人不是死于疾病而是死于无知，许多人的病就是因为了解自己太少了。

人的一生中，不管是必然还是偶然，几乎都有预感应验的事情发生，预感是什么？就是身体和意识在敏感时，能接受到未来要发生的事情。未来要发生的一切事情，其实都有能量、信息发射出来的，身体和意识，其实也会受到影响。问题在于我们是否敏感、是否认识、是否发现，而手正如天线一样，首先接受着未来的能量和信息。对于数以千万计的小能量、信息，因为其影响不大，我们可能较难分辨。对于那些对人身体影响较大的能量、信息，我们是一定能从手上看出来的。

正如植物一样，当观察到树上的叶子枯萎了的时候，人们都会想到可能是树根缺水，都会赶快浇水。手就像一棵树上的枝条和叶子，由于血液循环极为丰富，微循环密集，末梢神经集中，加上它又是人体全身脏腑的一个全息缩影，所以能最敏感地反映人体脏腑组织器官的生理、病理状况。

疾病与健康之间没有一条准确而恰当的界限，这是因为人体有很强的适应能力和耐受能力，所以很容易把已经存在的疾病掩盖了，事实上，无论哪种疾病，多少都与内脏器官有关联。尤其是内脏有问题，便会立即发出各种信息，而手掌则最能接受内脏的信息。众有周知，手掌有六条经络运行，而这六条经络与内脏器官有密切关系，所以内脏一有异常，通过这些经络会由手掌各部位呈现出来；反过来说，观察手掌上的变化，就能观察到体内脏腑的状况。

生活中经常发生这样的事情，我们身边的许多熟人、朋友或者亲属，往往平常身体状况自我感觉很好，却突然查出了某种绝症，但为时已晚，谁也回天乏力。其实很多病不是不能治，而是发现太迟，错过治疗的有利时机或延误了治疗时间。

现代社会，工作繁忙，情绪紧张，许多人即使身罹大病也浑然不知，直到疾病恶化后才略有所感，急忙求医问诊，多后悔莫及。由此可见，对疾病的早期诊断，是十分重要的。全世界都在探索、寻找各种病症早期诊断方法，而观察手部征象的变化，是最简单又最实际方法之一。

中医学认为，人体是一个有机的整体。机体内部脏腑、气血、经络的生理活动和病理变化，必然有某种征象表现于外。全身的病变可反映于某一局部；局部的病变也会引起全身的反应。中医望诊就是根据人体内外相应的原理，通过观察机体外在的变化，推断内在脏腑组织的生理活动和病理变化。其中手诊则具有独到之处，实可弥补现代诊察技术之不足。

由于手掌的特殊敏感性使手诊有着超前诊断的特点。而正确的超前诊断，为诊断和治疗提供了宝贵的时间。其实，手诊本身就是一种很平常、很实用的学问。

观手是了解一个人最简单又最实际的方法，从手上不但可以看出一个人的健康状况，也能简单地了解他人的性格，甚至时至今天，公安破案也离不开指纹。

手诊学其实是一门很值得花费时间和精力去钻研的学问，研究手诊学的好处不胜枚举。最简单的是聚会时，只要有人会看手，气氛就完全不同，你就会成为一个主角。学会由手掌看健康和治疗一些疾病的技巧后，不但能了解自己的健康状况，也能从中寻获许多幸福。

事实上，想由手探知健康的状况并不是一件难事，只要经常细心地观察手掌，不但能透彻地了解自己，更能从中预知各种变化，以趋吉避凶，提早预防疾病和吉凶，这是手诊最奥妙的功用。

在交谈中，发现许多人对手诊学不但有浓厚的兴趣，而且许多人都有相当的研究，惟大多数对观察分析和运用技巧方面的认识尚不大清楚，总觉得很难学，希望我能介绍一些有关手诊学的基本知识和实用方法。因此，仅将自己一些入门研究的和实用的方法总结出来，供大家参考。

中华民族五千年中医文化流传至今天，民间有许多诊断和治疗的方法。我只希望能传播中华民族这么优秀的中医文化，希望来自民间，回到民间，发扬光大，造福人类。

蔡洪光

2004.2.8

网址：中国经络健康网

http://www.hgj1.net

目 录

经络全息手诊的特点、意义

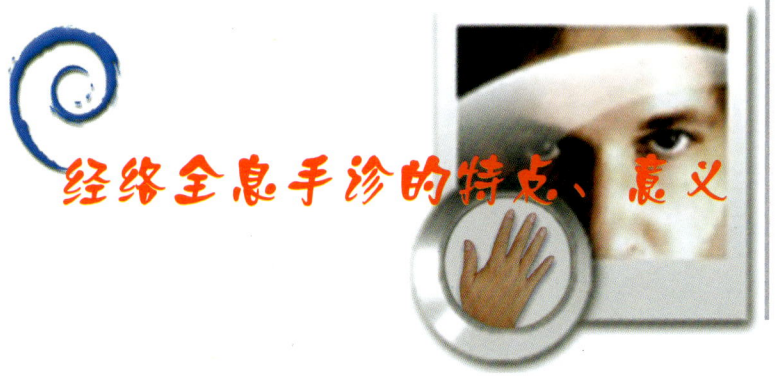

　　经络全息手诊这种方法，有着许多独特的地方和特殊的诊断意义。

一、简单直观

　　手的变化直观可见，自己可以随时随地进行自我观察。

　　现代统计学表明，人体有80%左右的健康信息是可以直接从视觉中得到的，而手上又可以反映视觉信息的80%以上，因此，通过手的望诊，可以简单、直观地观察人体的大部分健康状况。

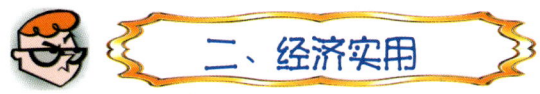

二、经济实用

　　随着人类文化的发展，人们对健康的要求也越来越高，世界上每个国家，每年都要花费大量的物力，财力用于卫生保健事业，经济越发达的国家和地区，投入的力量越大。

　　对于我国很多边缘的地区和大部分人，健康检查的经济问题仍是十分突出的。手诊检查，有着与仪器检查相同的或有着仪器检查无法达到的效果，不少患者作了许多项目的检查，最后还是没有超出当初手诊检查的范畴。我们在手诊临床中发现，如果在手诊的指导下进行有目的初期检查，这样不但减少了不必要的痛苦和麻烦，也会大大节约一笔资金。

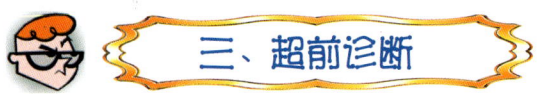

三、超前诊断

　　人体的健康状况是千变万化的，我们目前的检查手段往往小的则检查不出来，大的则检查出来往往已属晚期。而手诊则比较容易早期观察出来，正如一颗植物的叶子和枝条一样，只要根部缺水、缺肥，叶子枝条马上就可以看出来一样。所以手诊可以作为一种早期的预兆，对病症作出超前诊断。

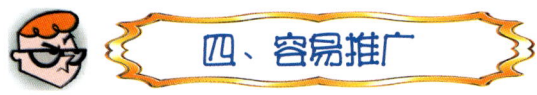

四、容易推广

　　凡是掌握手诊的人，都容易沟通人群，引起人们的注意，人们也愿意把手伸出来研究，关心自己的状况，所以容易普及和推广。

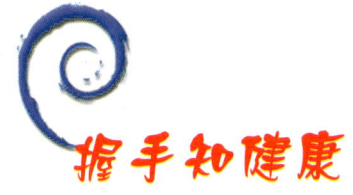

握手知健康

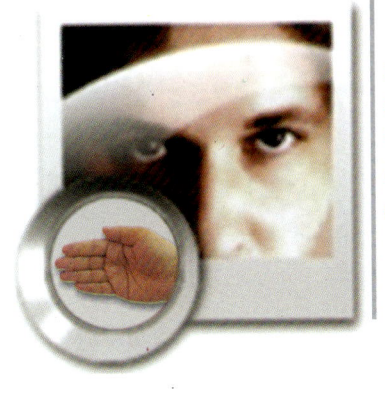

　　握手是世界最常见的一种礼仪，但是握手也会提示许多健康的信息和性格所在。因此，掌握一些手诊知识，在实际交往中非常有用。有一次，我与一位企业家握手时，他知道我是医生，就顺便问了一句："医生，你知道我有什么病吗？"当时有职业习惯的我，在握手时已发现他的手臂有很多白斑。于是马上提醒他：你要注意肿瘤的发生。这位企业家非常惊讶！马上把衣领的领带打开说，我就是患鼻咽癌，脖子还在做"放疗"。很快我们沟通和信任的距离就缩短了。

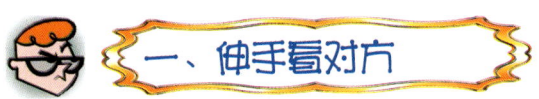

一、伸手看对方

　　伸手时首先看对方的拇指与食指的开张距离。

　　1.拇指与食指开张30度以下者（见图1）。主其人小心，谨慎，保守，自私，不喜欢改变自己和周围环境。一般身体比较弱些。

2. 拇指与食指张开45度者（见图2）。主其人灵活，适应能力强，慷慨，爱好自由自在，独立能力强，富有同情心。一般身体都比较健康。

3. 拇指与食指张开成90度（见图3），主其人大方，开朗，仗义，独立心极强，不易受环境束缚，但往往大意，浪费，自我主义。一般身体功能比较旺盛，但肝火盛。

总之拇指张开越大，人就越大方、开朗，越容易接受新生事物，但是容易独裁。拇指张开越小，人就越保守、小心翼翼，胆小，对事物不容易感兴趣，容易想入非非。一般身体素质比较瘦弱。

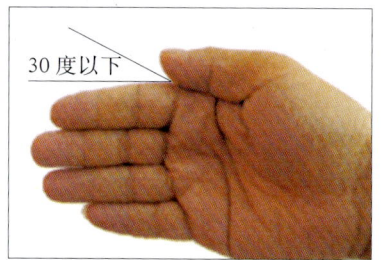

图1　拇食指30度

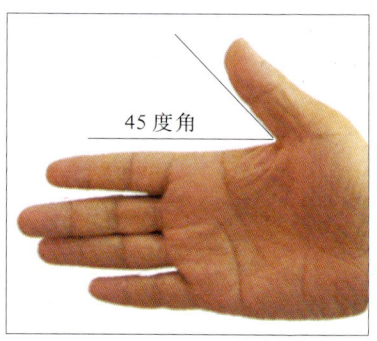

图2　拇食指45度

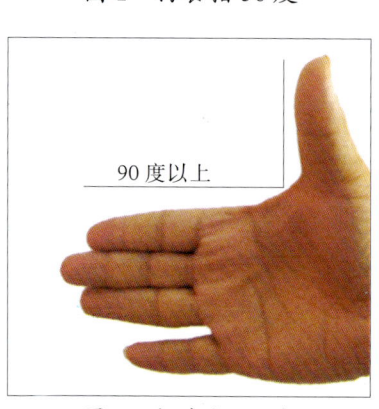

图3　拇食指90度

二、手感看对方

双方握手时，只要感受对比，就会发现每个人给你的感觉都不一样。

（一）手感的对比

1. 手感凉　主脾肾阳虚。体弱怕冷，消化吸收能力差。

2. 手感热　主心肾阴虚。烦躁，上火，失眠，多梦，紧张。

3. 手感湿　主心脾两虚。容易疲倦乏力。手掌多汗者，多为脾胃积热，心火盛、心理压力，精神紧张。

4. 手感干　主肺脾两亏。皮肤干燥，容易感冒。

5. 手感粘　主内分泌失调。特别是糖尿病人多见。

6. 手感温暖润泽　主五脏调和。身体健康。

（二）手感的温度

1. 手感热

(1) 手感热：握手时对方手感比正常人热。如越握感觉越热，则是一种实热病，多有炎症。

但再握时反觉不是很热，往往是一种虚火，可见于甲状腺功能亢进，肝肾阴虚。多见虚火上浮，失眠多梦，心烦，口干口苦，咽喉炎，高血压，糖尿病，阴虚劳热症等。

(2) 手掌热：多见失眠多梦，心烦，口干口苦，咽炎、糖尿病、便秘等。

(3) 手指热：多见血粘稠高，三脂偏高，血压高，容易疲劳等。

2. 手感寒

(1) 手感寒：手感比正常人寒者，可见于脾肾阳虚，甲状腺功能低下，微循环障碍，经脉运行不畅，容易疲劳，容易感冒，心慌心跳，月经不调等。

(2) 手掌寒：多为脾胃虚寒，脾胃消化吸收系统较差，容易消化不良，便溏，疲倦乏力，贫血。女士多见妇科疾病，如月经不调，白带过多。

(3) 手指寒：多为心功能衰弱及血液循环较差之症，容易疲劳乏力，难入睡、多梦、心跳心慌、头脑不清、头晕头痛。

3. 寒热交错

(1) 手指热、手掌寒或手指凉、手掌热或一只手寒、一只手热，多为阴阳失调。多见热天怕热，冬天怕冷；食热上火，食凉觉寒；上热下寒，虚不受补；月经不调，心烦心躁，失眠多梦，容易患上面咽喉痛，下面手脚冻等内分泌失调现象。

(2) 手掌冬天怕冷，夏天热者多为血虚。

健康人手掌心冬暖夏凉，只要握手时多感受对方的手感，握手也是一种学问，但是握手时首先要知道自己身体素质的手感温度才好比较。

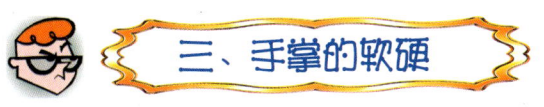

三、手掌的软硬

双方握手同时也会感觉到对方手掌的软硬状况。

1. 手掌软

(1) 手掌厚而有力、富有弹性，多精力充沛，体质强壮，适应力强。

(2) 手掌厚而无力，弹性差，多精力欠佳，疲倦乏力。

(3) 手掌软细薄而无力，多精力衰退，体弱多病。

2. 手掌硬

(1) 手掌肌肉硬直，缺乏弹性者，多气血郁滞，经脉不畅，缺乏适应能力。

(2) 手掌硬直而瘦者，多消化系统功能差，凡事多固执，缺乏应变能力。

总之，握手时感觉对方的手粗手硬有力者，多是劳力者，身体素质比较好。俗话说"掌硬如铁奔波不歇"，反过来握手时感觉对方的手又软又绵，多是脑力者，所谓"手掌如绵闲且有钱"，但身体素质会弱些。

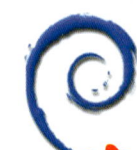

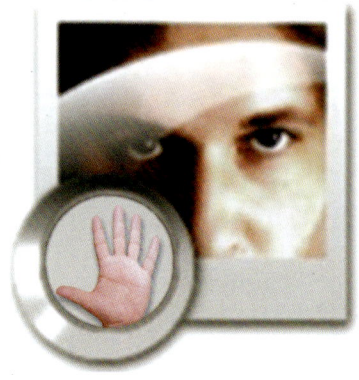

观手指知健康

手指是人体上肢的末端，经脉上阴阳交界的地方，气血流注至此而复回，最能反映健康问题，故望指在临床上具有重要意义。

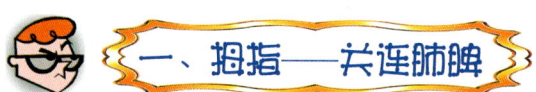

一、拇指——关连肺脾

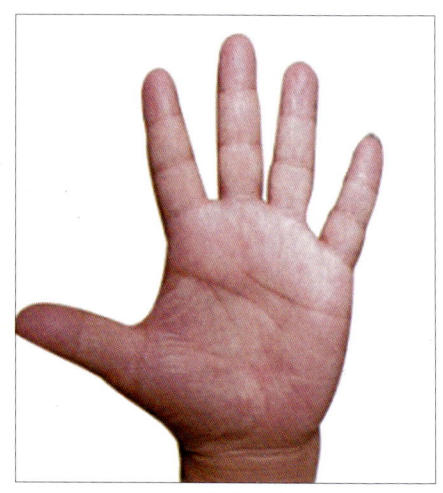

拇指为肺经所过。观察大拇指，可以观察人体的整体素质的强弱。大拇指圆长强壮，指节长度平均，为健康的象征。（见图4）

图4　正常五指图

大拇指过分粗壮，其人多心情偏激，易动肝火（见图5）。

大拇指过于扁平薄弱，其人体质较差，具有神经质，办事缺乏韧性；若再有弯曲现象，多为神经衰弱。（见图6）

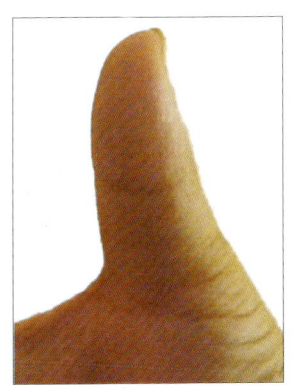

图5 粗拇指

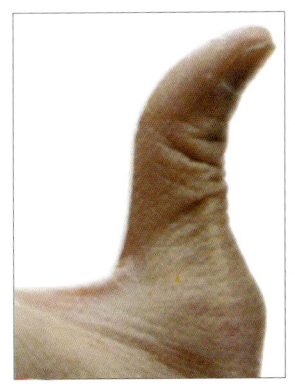

图6 扁薄拇指

大拇指还可以检查性功能的状况，用力按3秒拇指腹，如果肌肉弹性恢复，凸起比较快的，则表示精气旺盛。如果拇指弹性恢复比较慢，有凹陷，则表示精气衰退。男的容易早泄，甚则阳痿；女的则容易性冷淡，甚则容易发生妇科疾病如带下等。（见图7）

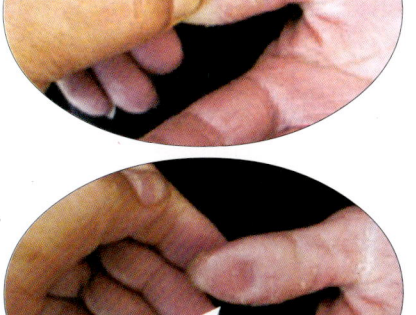

图7 大拇指凹陷

拇指下的大鱼际肌肉有弹性，往往可以提示心肌的状况。心肌劳损、心力不足的人，往往大鱼际肌肉弹性恢复很慢。总之，肌肉弹性恢复越快表示气血越足，反之肌肉弹性恢复很慢。如果按压后凹陷，则相对应的脏腑功能下降、气血不足，甚至发生疾病。（见图 8）

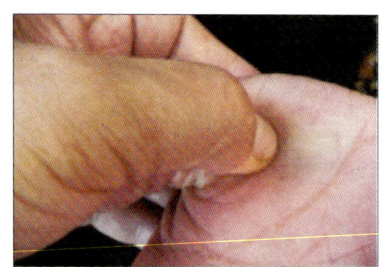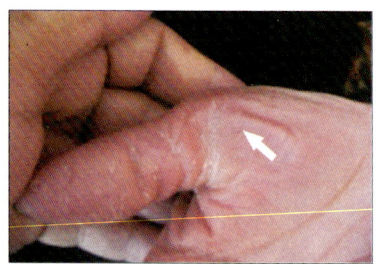

图 8　大鱼际凹陷

如果拇指指掌关节缝的纹理很乱，则容易早期发生心脏疾病，如心烦、心闷、心跳等。（见图 9）

如果拇指指掌关节缝出现青筋（静脉曲张凸起），则说明容易发生冠心病，冠状动脉硬化等。（见图 10）

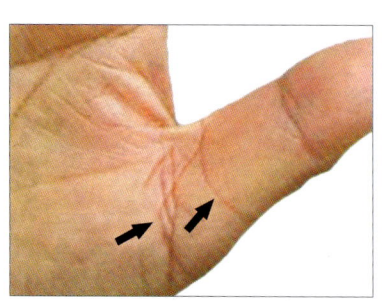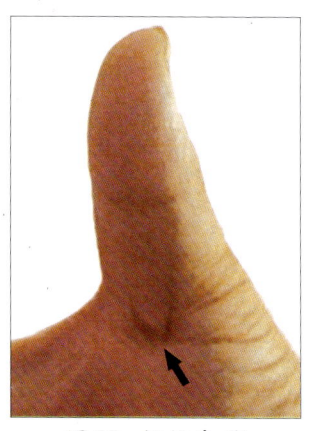

图 9　大拇指三角链状纹　　　　图 10　拇指青筋

拇指近掌节比较瘦弱、上粗下细者,则吸收功能较差。身体一般较瘦弱,从体型来说,拇指近掌节上粗下细者不易肥胖,就是肥胖了,减下来也容易;而下粗上细者,则容易肥胖,且减肥较难。(见图11)

拇指近掌节中间还有一道横纹者,吸收功能也比较差。总之,指节间的横纹越多,犹如直路上的十字路口,障碍越大者,其吸收功能就越差。(见图12)

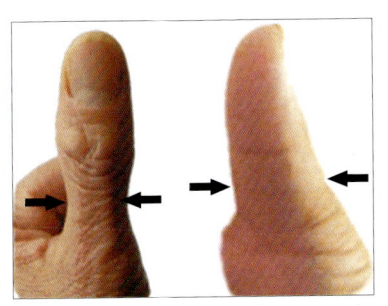 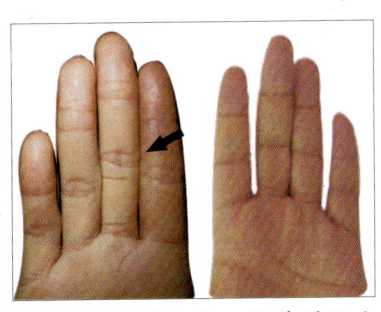

图11　拇指上粗下细和上细下粗　　图12　指节横纹多　指节横纹少

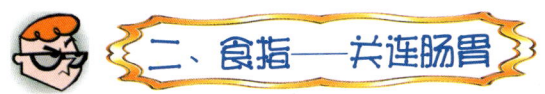

二、食指——关连肠胃

食指为大肠经所过,食指以圆秀强壮,三个指节长短均匀为好。此是消化功能良好的表现。

如果食指苍白而瘦弱,提示消化功能较差,这种人容易疲劳,精神常萎靡不振。

如果指头偏曲、指节缝隙大,且纹路散乱的人,多因消化系统疾病影响脾胃纳食运化功能失常,特别易患大肠疾病。

如果食指出现青筋(静脉血管凸现),则表示大肠有

积滞或宿便，特别小孩青筋食指过三关，则表示危症。（见图13）

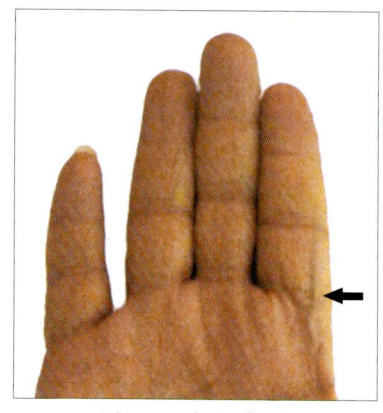

图13　食指青筋

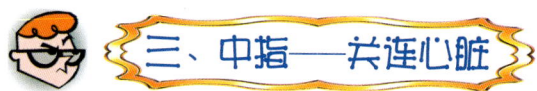

三、中指——关连心脏

中指为心包经所过，中指可以判断心脑血管功能的强弱。中指圆长健壮，三个指节长短平均，指形直而无偏曲，说明健康状况良好，元气充足。

中指苍白，细小而瘦弱，指头偏、指节漏缝，提示心血管功能差或贫血。

中指指掌关节横纹出现青筋，则提示脑动脉硬化，容易出现头痛、头晕症状，甚至中风。（见图14）

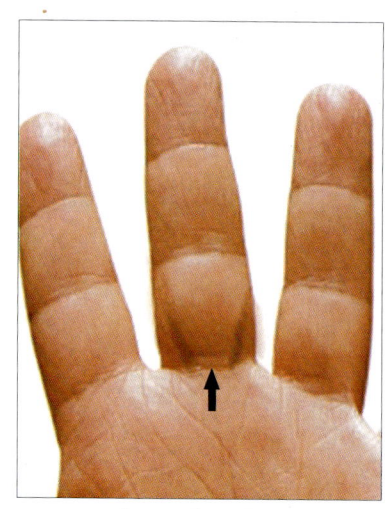

图14　中指青筋

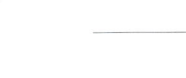

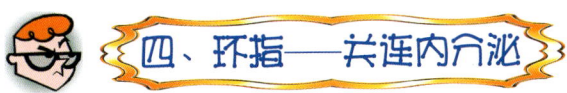

四、环指——关连内分泌

环指为少阳三焦经所过，与肝胆关系密切。环指的强弱与人体健康，尤其与泌尿生殖系统及内分泌系统关系较密切。

一般而言，环指指型圆秀健壮，指节长短平均，指型直而不偏曲，指屈纹清爽者为佳。

环指太长，多发生于因生活不规则而影响健康的人；环指太短，多为元气不足，体力不佳。

环指苍白细小，弯曲偏向，与内分泌失调有关，全身总会有一些讲不出的不舒服，总之，容易疲倦乏力，精神不振。（见图15）

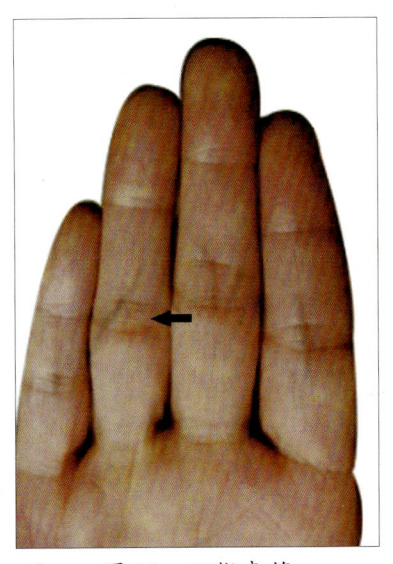

图15　环指青筋

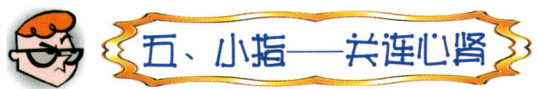

五、小指——关连心肾

小指为心经和小肠经所过，小指跟心、肾、子宫、睾丸等器官密切相关。一般而言，小指以长直粗壮、指节长短平均为佳。

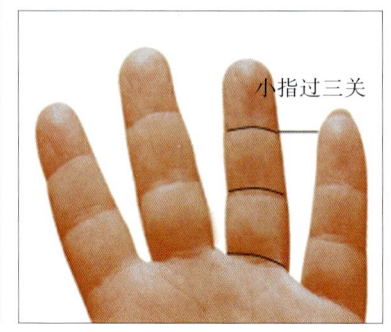

图16　小指过三关

小指标准长度通常应与环指远端指节等齐或稍微超过一点。（见图16）这说明先天心肾功能良好，身体健康。

小指苍白瘦弱偏歪，与泌尿生殖系统和性功能有关，女士容易出现妇科疾病、月经不调，生育困难。男士容易肾亏、腰膝酸软、性功能差。

小指虽然是小，但却反应了一个人的先天素质包括循环系统、泌尿生殖系统功能。小指粗壮可弥补其余四指的不足，反过来其他指粗壮而小指弱的话，则是先天之气不足。

所以从人体的先天身体素质和后天的保养上，小指更加重要，平时要多拉拉、揉揉小指，甚至留一点指甲。因为俗话说："小指过三关，人逢绝处也能生。"

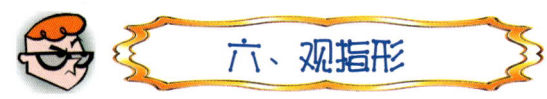

六、观指形

人体的五个指头，不但可以反映相应脏腑的问题，还可相对地反映人体各个时期的身体状况。

如拇指多反映幼年时期的身体状况。食指多反映青年时期的身体状况，中指多反映壮年时期的身体状况。环指多反映中年后期的身体状况。小指多反映老年时期的身体状况。

 ## （一）指的强弱

一般人以食指和大拇指最为有力，如果五个手指都饱满有力，发育完好，则为身体健康的表现；有一个指头显得特别瘦弱，多提示其相对应脏腑和年龄阶段健康状况较差。

 ## （二）指的肥瘦

手指比较肥胖，甚至连指节间的肌肉都凸起来者，往往是血脂偏高，容易疲劳，易患脂肪肝的疾病（见图 17）。手指比较瘦弱、偏歪（见图 18），尤其是五指并拢时手指间空隙较大者——漏空指，提示在某一阶段健康状况较差，多因脾胃虚弱而致。民间流传漏空指为漏财，主要因为体弱多病而不断耗损钱财和失去许多机会故名。

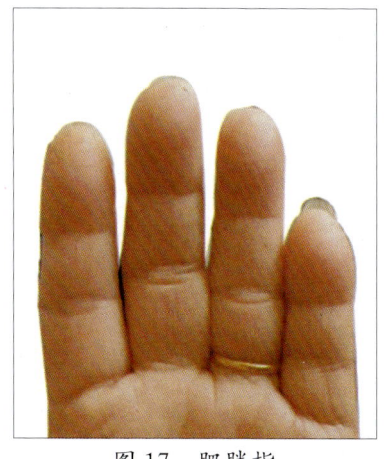

图 17　肥胖指

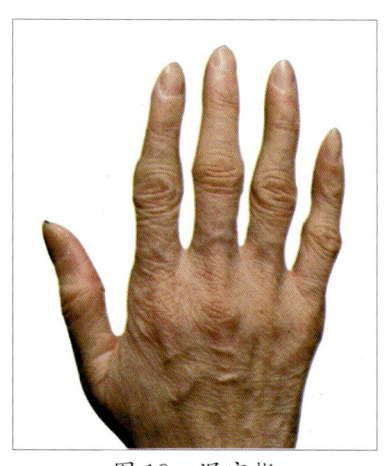

图 18　漏空指

（三）指的长短

正常人小指宜挺直，拇指宜粗壮，而食指、中指、环指要形成完好的搭配。一般中指要比环指和食指长半个指节左右，而环指和食指长短一般是等齐的。指短掌长的人多是劳力者，凡事亲力亲为方可放心（见图19）；指长的多是脑力者，适合思考，从事脑力工作，但往往体质较弱。（见图20）

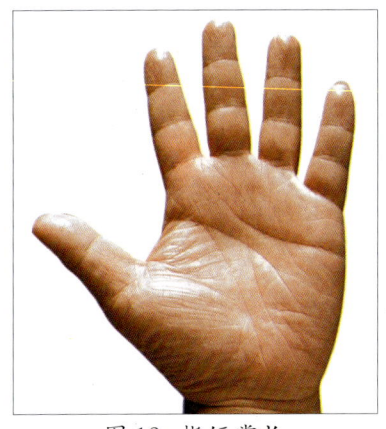 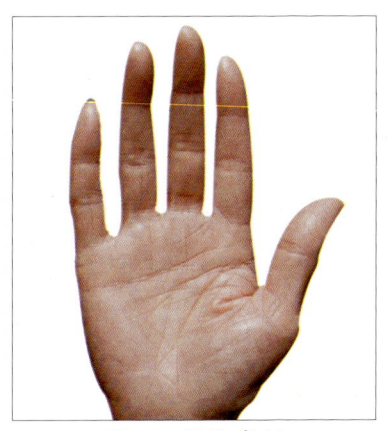

图 19　指短掌长　　　　　　图 20　指长掌短

 （四）指的软硬

1. 柔软型　特别拇指的关节非常柔软，其指端能屈向后（见图21），主其人灵活、善交际，应变能力强，但容易冲动、无主见。身体比较瘦弱。

2. 硬直型　主其人自信、坚定、行动力强、执著，但容易固执。身体比较强壮。（见图22）

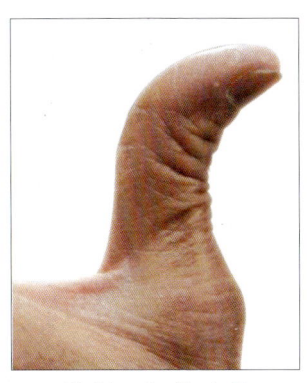

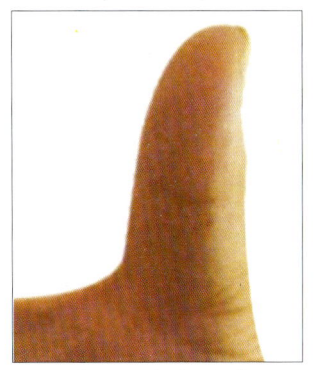

图 21　拇指后弯　　　　　图 22　拇指硬直

 （五）指的血色

手指红润是机体气血运行良好的表现。（见图 23）

1. 若指端苍白，为气血不足。身体瘦弱，手足怕冷。（见图 23a）

2. 指端瘀红是郁血，气血运行不畅，多见于疲劳过度。（见图 23b）

3. 指端紫暗，多为瘀血郁滞，气血不通，老人多出现危象。如果全掌暗，无红润光泽，则多发生肿瘤、癌症。（见图 23c）

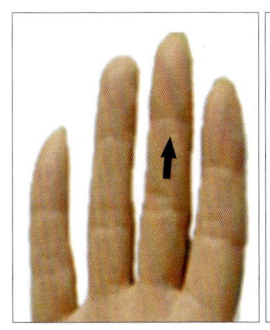 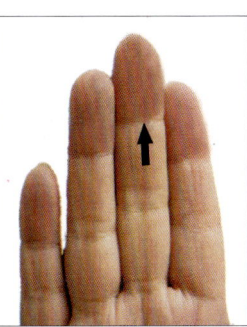 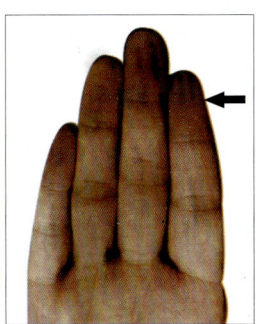

图 23a　手指苍白　　图 23b　指头瘀红　　图 23c　指头紫暗

七、指形的规律

指形分许多种类型，如四方型、竹节型、圆锥型等。观手关键是掌握一些规律，再找特殊标志，否则知其然不知其所以然，也是手诊难入门的原因。观指型主要掌握二大规律（见图24）。

（一）指的粗大短

这种指型（见图24a）一般指短掌长外形直而有力，筋骨厚实，经脉气血循行旺盛，属于体力较好，精力充沛，反应快，性格爽直，多属体力劳动者，适合动的工作。但由于经脉气血旺盛，容易肝火盛、血压高、糖尿病和消化系统疾病；尤其是手背上青筋（静脉）凸现扭

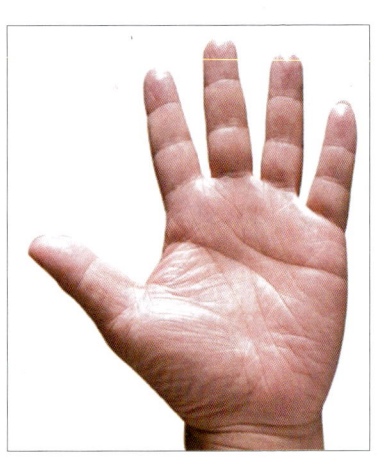

图 24a　粗短指形

曲者，更加容易发生这类疾病。如果手指又短又粗，这种状况就越明显，火气更大，性格耿直，近乎固执甚至粗鲁，这种指型的人，最好学打太极拳，练练静功来平衡锻炼。

（二）细长尖的指型

这种手型和指型（见图24b）都纤细柔软，指头较尖，

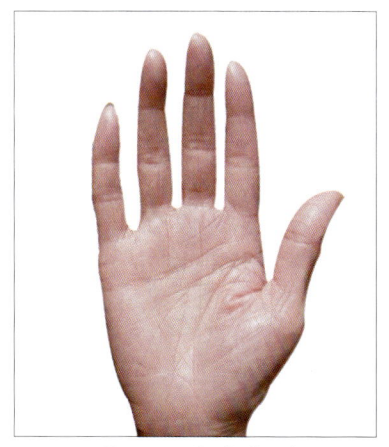

图24b 细长指形

肤色较白，肌肉柔软富有弹性，青筋隐而不露，性格温柔随和。这种手型多属脑力劳动者，适合静的工作，但是由于指型瘦弱，经脉气血流通缓慢，体质较弱，容易神经衰弱，胆怯，精神紧张，往往思虑过度而体力较差，呼吸和泌尿生殖系统功能较弱，特别容易发生脾胃方面的疾病，所谓"长计不长肉"。如果手指又长又细，这种状况就越明显，甚则容易想入非非、钻牛角尖。这种手型的人，最好多参加体育运动。

（三）圆形的指型

这种指型（见图24c）长短适中，指头圆活，供血足，回血稳，微循环比较正常。这种手型动静相适，性格随和，兴趣广泛，身体健康。表示各方面 发育均衡良好，即使有病也很微，且容易恢复，属于健美类型。

俗话说：十指连心，心灵手巧。意即手指主心血管

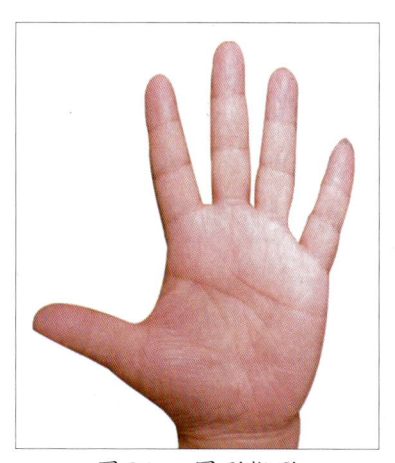

图24c 圆形指形

的问题，而脚趾主大脑问题。趾、指的变化跟心脏头部和所反映的脏腑有关。根据经络全息的手诊：（见图25）

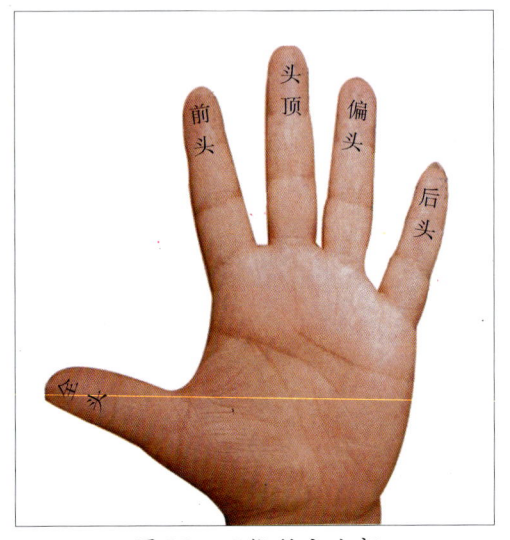

图25　五指所主头部

- 小指反映心肾的问题，主后头痛。
- 环指反映肝胆的问题，主偏头痛。
- 中指反映心和神志的问题，主头顶痛。
- 食指反映肠胃的问题，主前头痛。
- 拇指反映肺脾的问题，主全头痛。

由于趾、指与经络、脏腑、反射区关系密切，所以民间也流传歌诀：

常揉拇指健大脑　　常揉食指胃肠好
常揉中指能强心　　常揉环指肝平安
常揉小指壮双肾　　手指脚趾多揉揉
失眠头痛不用愁　　有空揉揉病不愁

也就是说，有失眠、多梦入睡难、易醒、头痛、心烦等的症状，最好是多揉指趾。

指趾头怎样多揉揉呢，这里有一套简单的手法，特别适合不喜欢锻炼，久坐办公室、久坐在家看电视，很容易疲倦的人随时锻炼：（见图26）

- 十指对力强心脏。
- 双手对插头脑清。
- 旋转关节通经脉。
- 反掌伸展松筋骨。
- 甲角切切精神爽。
- 揉揉十指祛头痛。
- 按摩四关行气血。
- 摇肩转膊松颈椎。

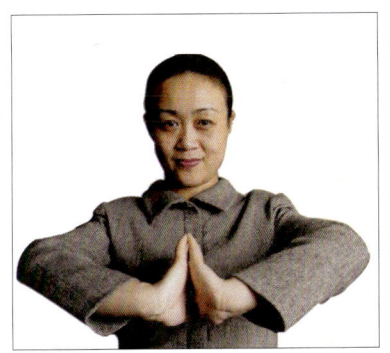

图26a　十指对力强心脏

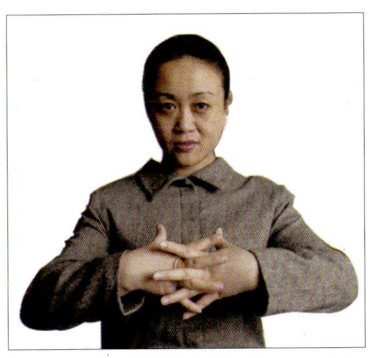

图26b　双手对插头脑清

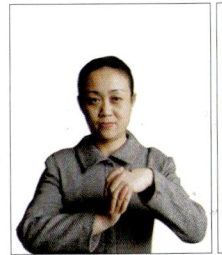

图26c　旋转关节通经脉

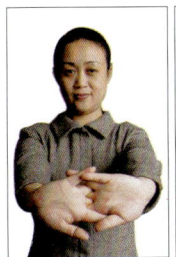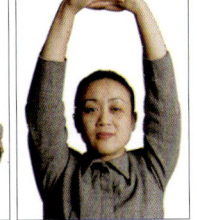

图26d　反掌伸展松筋骨

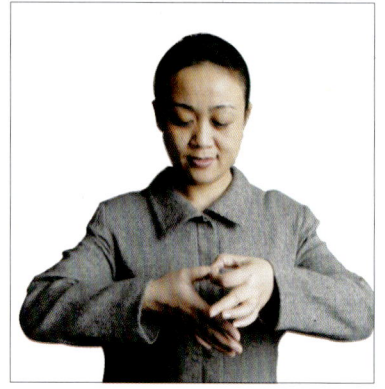 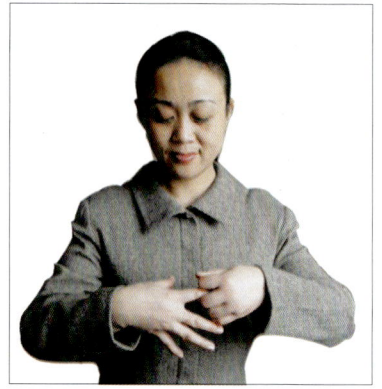

图 26e　甲角切切精神爽　　　　图 26f　揉揉十指祛头痛

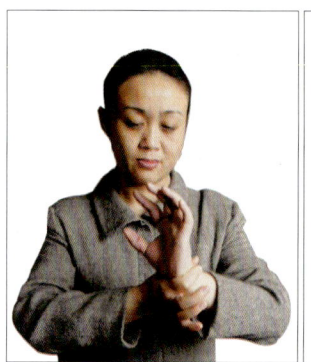 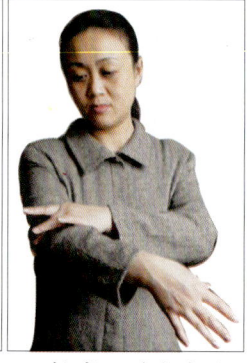 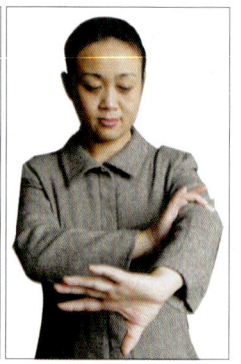

图 26g　按摩四关行气血

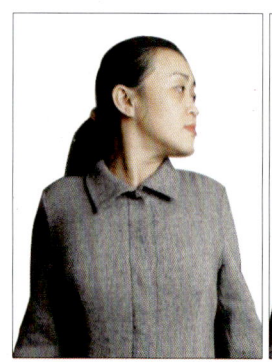 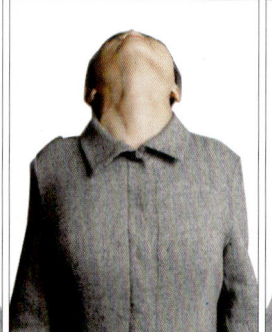 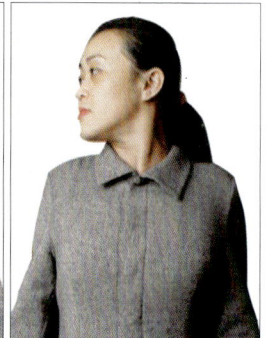

图 26h　摇肩转膊松颈椎

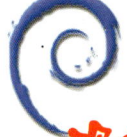

观指甲知健康

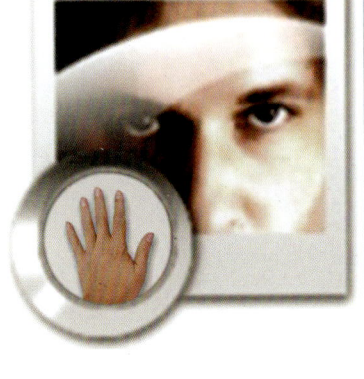

　　人体的指甲形态和遗传有密切的关系，甲形一般似脸象。根据祖国医学经络理论，手指甲根部分有十二个穴位点是经脉阴阳交替之处，也是经络气血所出之处，犹如经脉的源头，称为十二井穴。（见图27）

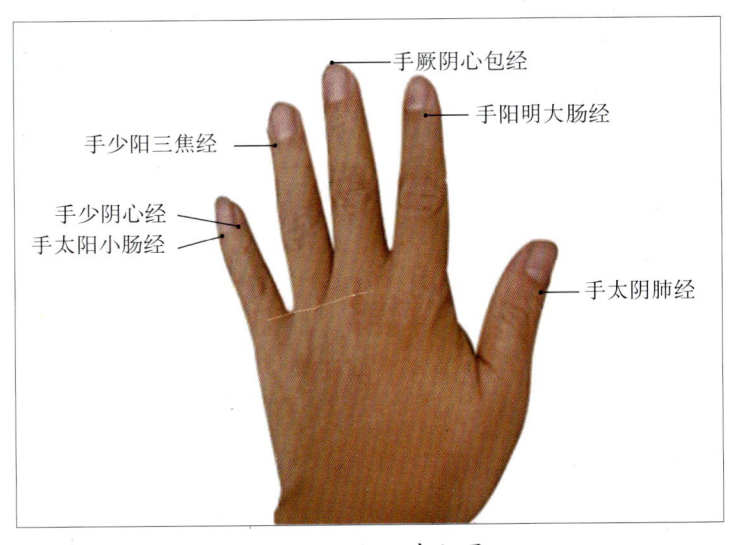

图27　十二井穴图

由甲根起源的经脉气血能灌输五脏六腑，联系密切，血为阴，气为阳，气血是维持生理的重要物质，甲依靠濡养以维持其正常的形态色泽，依靠气机以推动其运化。血虚、血瘀、血热，均可引起指甲形质的变化，气虚、气滞皆可引起指甲偏枯晦暗。因而脏腑虚实，邪正进退，气血盛衰又能充分反映于爪甲,亦即人体生理病理气血的信息,通过经络系统投射于指甲

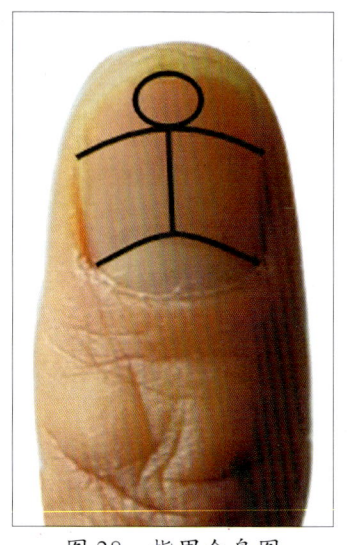

图 28　指甲全息图

这面微观的"荧幕"而成为"甲象"。就像一面能反映人体健康状况的荧光屏，只要指甲上出现异常形态的表现，一定说明人体存在病变。（见图 28）

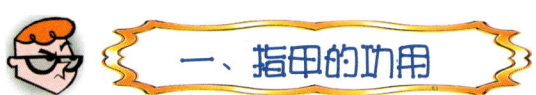

一、指甲的功用

人的指甲主要作用：一是保护手指；二是可以从事细密工作。而动物的指甲，则可以作为武器或捕食的工具。

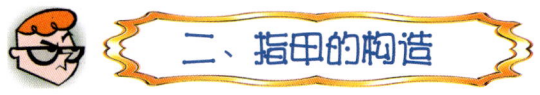

二、指甲的构造

指甲主要由甲板、甲床、甲壁、甲上皮、半月痕构成。（见图 29）

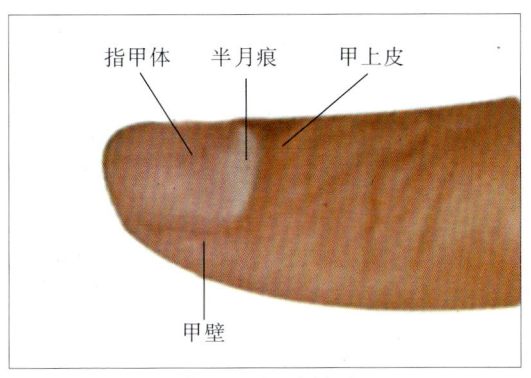

图 29　指甲构造

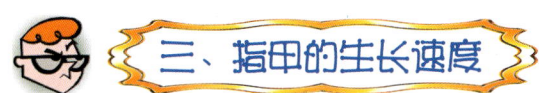

成人平均每天长 0.1 毫米，全部更换指甲须费时半年左右，手指甲比脚趾甲长得更快，尤以食、中、环指三指长得快，指甲的正常厚度约 0.5 ~ 0.8 毫米。

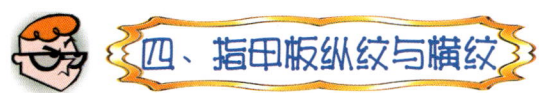

（一）指甲纵纹——神经衰弱

指甲甲板上有数条明显纵纹（见图30）形成脊型称之为纵嵴，纵纹是长期神经衰弱、机体衰老的象征。容易出现：

(1) 神经衰弱，长期失眠，多梦，易醒，难入睡。

(2) 消耗性疾病，体力透支（如身心疲劳综合征）

(3) 免疫功能差，容易感冒及多感冒。

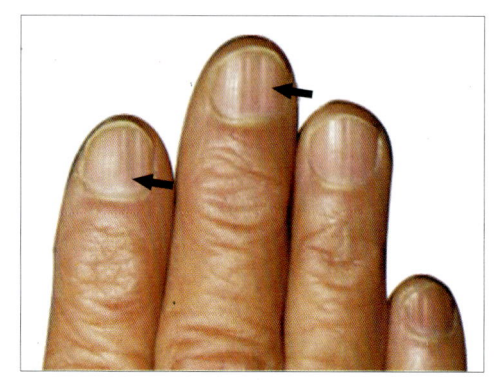

图 30　指甲直纹多

(4) 如果纵纹特别明显，往往是一种病理性纵纹，说明身体曾经过大的疾病伤害。（见图 31）

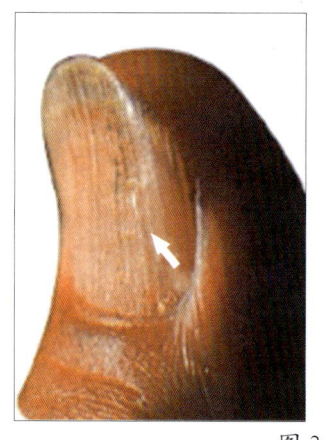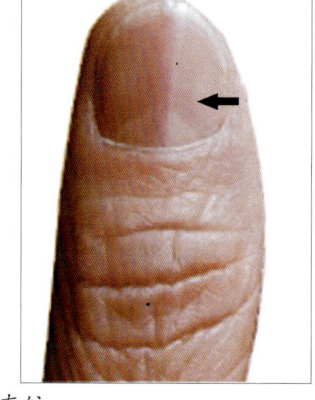

图 31　粗直纹

(5) 指甲内的甲床出现黑色纵纹时（见图 32），要特别留意，这是肝、肾机能衰弱、毒素积存的征兆，肝、肾功能具有排泄体内废物的解毒作用，当肝、肾机能衰弱时，体内的废物便无法排出体外。因接触污染环境，饮食污染，食物含农药重金属过多肿瘤病人,化疗后等药物毒素蓄积过多或一次严重的肠胃炎泄泻后,往往在甲板内形成黑色纵纹。

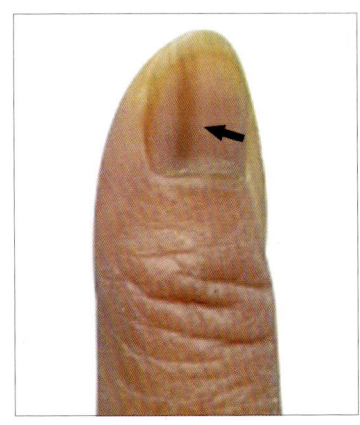

图 32　黑直纹

 （二）指甲横纹——胃肠有疾

指甲有横纹（见图33）是消化系统有问题（见图33a）。

(1) 横纹多且细者,多见于长期慢性消化系统疾病。饮食稍不注意,就会出现腹痛、便溏、泄泻等慢性结肠炎症状。（见图33b）

(2) 横纹深粗者,表示一次较严重的肠胃疾病,（见图33c）上医院非打针吃药不可。

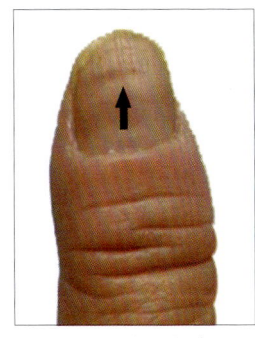 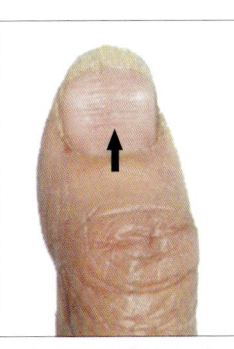 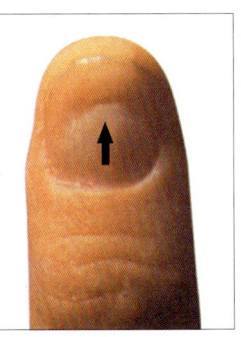

图 33a　指甲横纹　　图 33b　横纹细多　　图 33c　横纹深粗

同时，横纹的位置根据指甲的生长速度有半年一换的特点，如果长到指甲的一半有横纹，则说明三个月前左右曾经有过1次肠胃炎。

如果横纹越深胃肠疾病越严重；一般来说，横纹又细又多的多见慢性肠胃疾病，横纹深粗的多见于急性肠胃疾病，或乳腺增生问题。此外，维生素A、B缺乏症、长期肝病病人，也有这种横纹出现。但是横纹凸起则反映心脏问题。

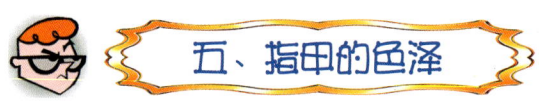

五、指甲的色泽

（一）指甲的光泽

指甲的光泽以鲜明润泽粉红色为最佳，这种指甲多反映身体健康。

如果指甲失去光泽，多反映一个人患上了结核病、慢性肠胃炎等消耗性疾病；若再出现横纹、纵纹等，就更能说明问题。

（二）指甲的颜色

从整个指甲来看，粉红属健康，偏红属热、偏白属寒、偏黄属痰湿或肠胃疾病，青紫属瘀，黑色属毒或病重。

（三）指甲斑点

1.瘀黑斑点——脑血管意外　指甲上出现瘀黑斑点时

（见图34），正是表示脑部血液循环发生障碍的前兆，一般右手指甲出现斑点，表示左脑有问题，左手指甲有斑点，则表示右脑有问题。因此，指甲容易产生斑点的人，务必预防脑部疾病的发生。

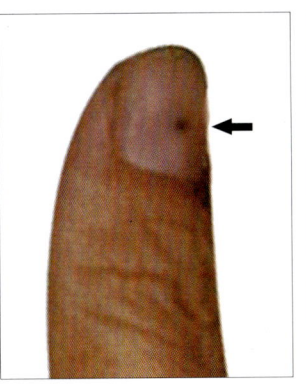

图34　指甲黑斑

2. 指甲白点——消化不良（见图35）　指甲板上出现1个或数个白点，这种状况出现的原因：

（1）成人多见于肝功能代谢或受损问题，特别是乙肝慢性病人，长期体力透支，性功能低下，阳痿，早泄，性冷淡者常见这种点状白点。

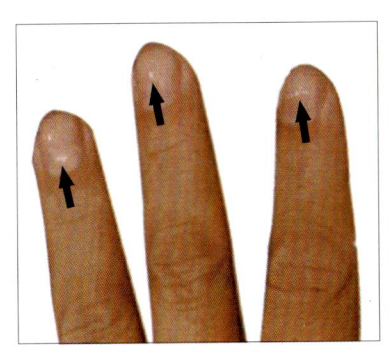

图35　指甲白斑

（2）小孩多见于肠胃积滞，消化不良或虫积或缺钙。

（3）习惯性便秘，长期造成肠胃紊乱也会出现点状白点。

凡是指甲横纹多数与消化系统问题有关，关键要运用清肠排毒方法来调节。

3. 甲上皮瘩——脑部疾患（见图36）　指甲根的甲上皮位置有瘩，《黄帝内经》专门提到过这个字但没有说清楚是什么病，只是知道有病，所以用瘩字来肯定有病。经过多年的观察发现，有瘩者多见于脑部疾病，如动脉硬化、头

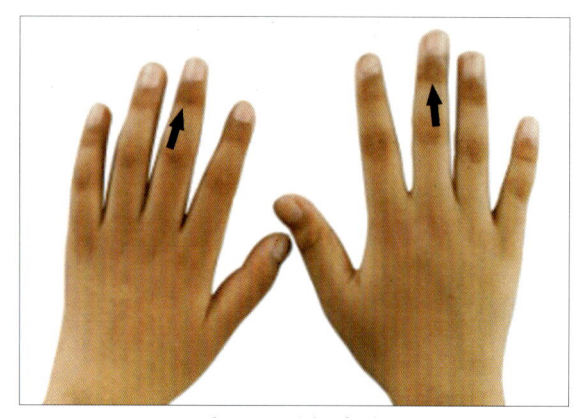

图 36　甲根皮疣

脑不清、失眠多梦。见紫黑时则头痛头晕，甚则脑瘤等。总之有脑部的问题。

4. 甲上红线——头脑不清（见图37）　手平放时，在指甲上方如果出现一条红线者，多阴阳失调，寒热夹杂，容易失眠多梦，头脑不清，甚则头晕、头痛。

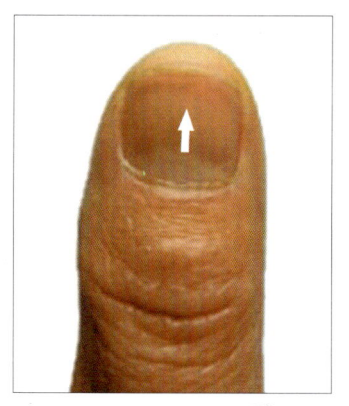 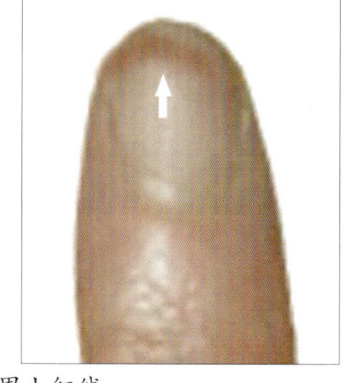

图 37　甲上红线

5. 按压指甲　用一只手按压住另一只指甲尖3秒，见指甲白色后放手，观察5个手指甲床下血液循环回复的快慢，如果马上呈微红状，则表示健康，说明血液循环顺畅，内脏机能活泼；如果有1个指头血液循环不良，则与这一指头相应的内脏问题有关。一般而言，快的表示正常，慢的表示体内有障碍。

白的表示寒；红的表示热；紫色表示瘀；

特别是按压后，甲床下有"小红花"样微红凝滞，表示体内有郁滞，慢性乙肝病人，常见环指有这种郁滞的状况。（见图38）

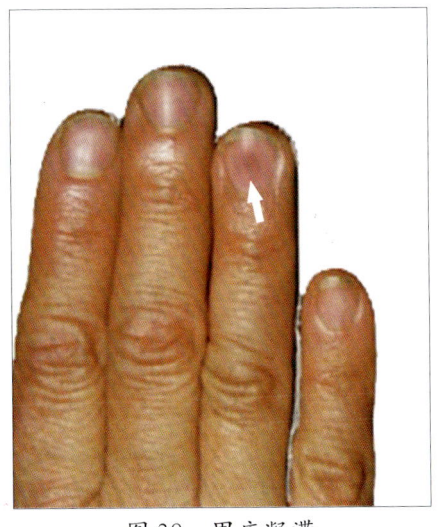

图38　甲床凝滞

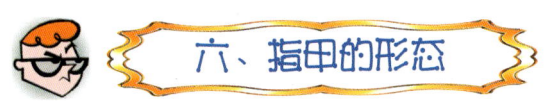

六、指甲的形态

（一）标准指甲

一般宽三纵四比例，同时指甲与手指端长度的比率，指甲长度是手指端长度的一半。这是最好看的标准指型，再加指甲润泽有气，则被认为是先天遗传相当好，表示身心健康，聪明能干，感情和生活平稳，是标准指甲（见图39）。

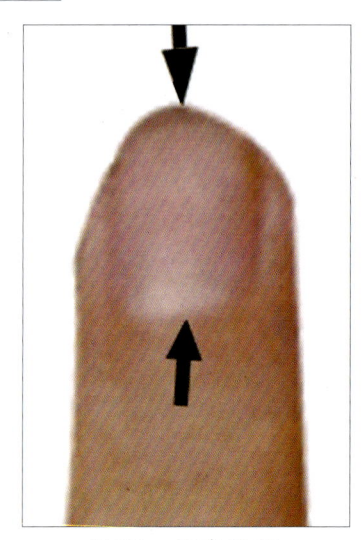

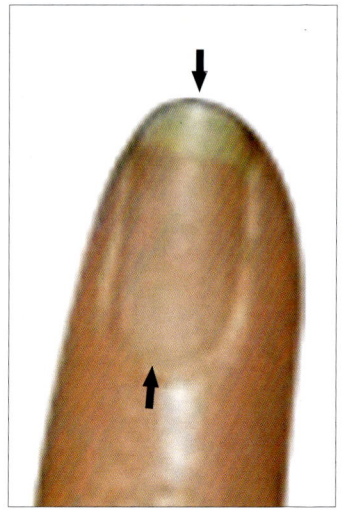

图 39　标准指甲　　　　　图 40　长指甲

　（二）长指甲

宽三纵五以上比例的指甲都属于长指甲（见图 40）。

长指甲的人思维能力强，感受性很敏感，感情丰富，极易受感情的驱使，很容易凭自己的感受和爱好做事，并长于艺术气质，多是脑力劳动者。

长指甲的人，身体总是不太结实，偏于瘦弱，很容易发生呼吸系统、消化系统疾病和头晕、头痛、失眠的症状。

指甲越长这种倾向越明显，甚至一意孤行、气度狭小、工作缺乏耐性，犹豫不决、常常失眠、头痛、头晕。精神欠佳、疲倦乏力。所以长指甲的人应该多做运动，可是这种人偏偏都是不喜欢运动的。

长指甲的人带有女人气质。

（三）短指甲（见图41）

指甲短而四方的人属短指甲。

短指甲（见图41a）的人，反应能力强、实在、说干就干，但脾气比较急躁，肺功能较差，容易患心脏病，神经痛，风湿关节痛的疾病。

指甲很短，甚至横四纵三的人（见图41b），脾气更差，容易与人争吵，不过吵完过后也不会老记在心里。

短指甲的人，常带有男人的气质。

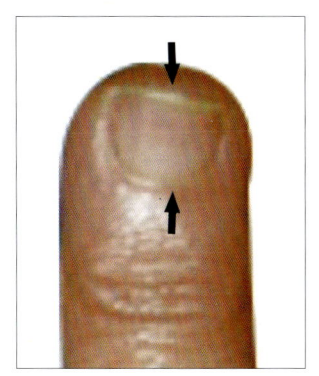 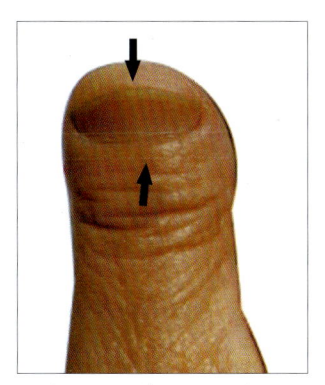

图41a 短指甲　　　图41b 横三纵四指甲

 （四）硬指甲

指甲硬而脆，易折断，表示消化系统问题或营养不良。

 （五）软指甲

指甲软而薄，表示有慢性消耗性疾病，肝血和精力不足。

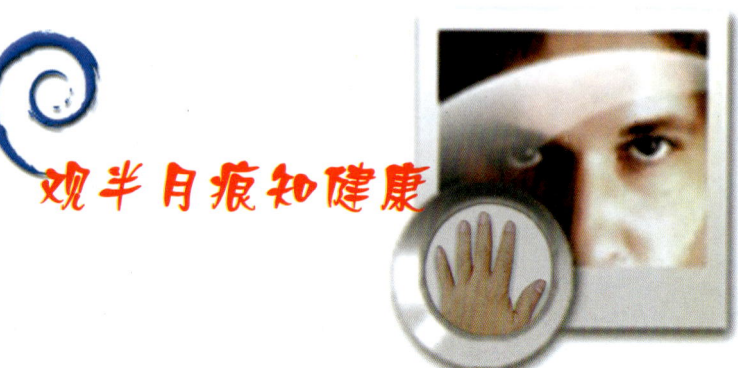

观半月痕知健康

只要留心观察,就会发现一些人指甲下部会有一个白色的半月形,但有些人却没有。这叫什么? 究竟有的好,还是没有的好呢? 可惜许多人不大留意这个影响身体上至关重要的信号。

一、什么是半月痕

1. 在指甲下方1/5处(见图42)出现一个白色的半月形,这就叫半月痕,有些人称之为小太阳。

2. 指甲是阴经阳经交接处,甲床有丰富的血管及神经末梢,是观察人体气血循环变化的窗口。《黄帝内经》讲:"阴阳交泰生动气,动气者十二经之根本"。所以指甲半月痕又称健康圈,是人体

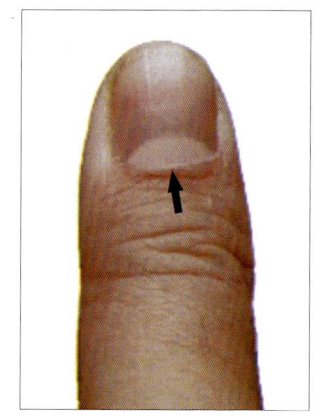

图42　标准半月痕

精气的代表。半月痕的发育深受营养、环境、身体素质的影响，当消化吸收功能欠佳时，半月痕就会模糊、减少、甚至消失。所以半月痕可以反映人体正邪的状况和推断疾病以及预后的吉凶。

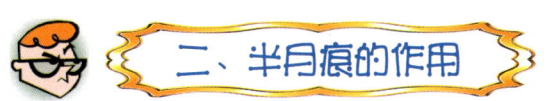

二、半月痕的作用

中医的精是构成人体的基本物质。精来源于先天的禀赋及后天饮食营养。中医认为，气不耗归于肝为血，血不耗归于肾为精，精不耗归于骨为髓。半月痕正是人体精髓的窗口。而半月痕的变化，犹如汽车上的油表一样，它会告诉人体：什么时候满"油"，什么时候底"油"，什么时候没"油"；还可以告诉人体加什么样的"油"。所以精是人体内带有生命信息的高级能量物质。是化生元气的根源，元气有什么作用：

(1) 濡养全身五脏六腑。

(2) 推动五脏六腑气血的正常运化。

(3) 抗御外邪（免疫功能）。

(4) 长寿抗衰老物质。

(5) 遗传物质——精。

精气充足，生长发育和生殖功能正常，精力充沛，体力强壮，机体免疫力强；反之精气衰弱，则生长发育不良或形体衰老，机体免疫力下降，所以半月痕是人体精力表示，是观察健康的窗口。

"精不足补之以味"。精力的补充要靠优质中性蛋白质，如奶类、蛋类、豆类、鱼类和黑色性食物，种籽性、胚胎性食物，只要保证营养，坚持保养，一般1个半月痕就在一个指甲长出，一般是先长拇指，以后依次食指、中指、环指，小指半年后才能长满。如果长期熬夜，夜生活过度则又很快消失。所谓："精足人壮（半月痕足）、精弱人病（半月痕变色）、精少人老（半月痕少）、精尽人亡"。所以无半月痕的人（见图43）即使暂时无病，也需要迅速补养身体。特别是只有拇指有半月痕时，体内正在告诉你已经用"底油"了，需赶快补充优质中性蛋白质加"油"。（见图44）

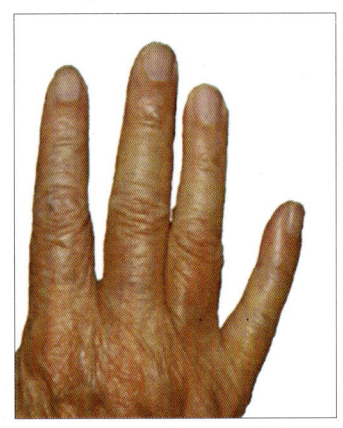
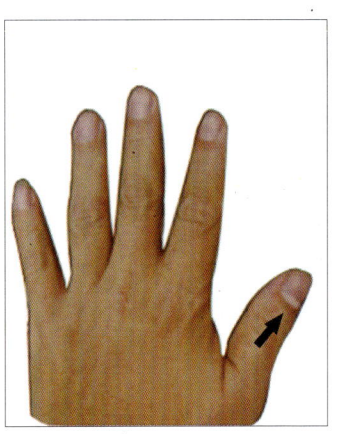

图43　五指无半月痕　　　　图44　拇指有半月痕

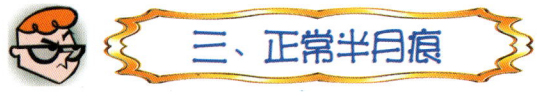

三、正常半月痕

（一）数量

双手8～10个手指要有半月痕。（见图45）

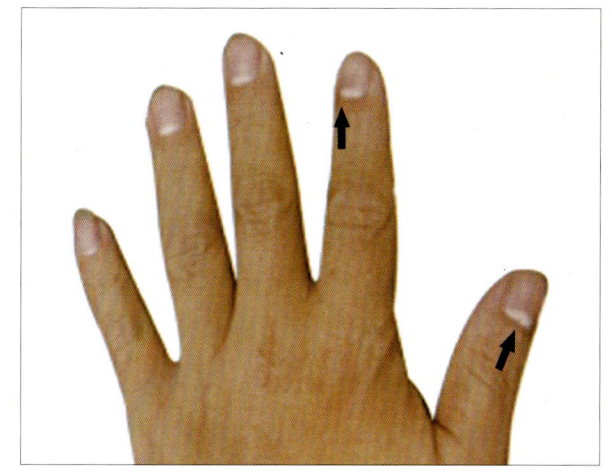

图 45　五指半月痕

（二）形态

半月痕面积占指甲的 1/5。（见图 42）

（三）颜色

奶白色，越白越好，表示精力越壮。

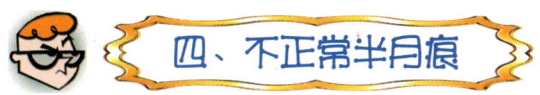

四、不正常半月痕

（一）半月痕少

半月痕越少，表示精力越差，体质越寒，免疫力越弱。中医则表示阳虚，阳虚生内寒，表示其人底子属寒，身体手脚特别怕冷。无半月痕者，也不表示有疾病，但是需要注意的是，往往不病则已，一病则较难痊愈。即使伤风感冒也难痊愈。没有半月痕的人，性生活往往因精力不足而比较冷淡。

 （二）不正常半月痕可分三种类型

1.寒底型　无半月痕者为寒底型。寒底型提示体内阳气虚弱而阴寒较盛。这种人的脏腑功能低下，气血运行缓慢，容易疲劳乏力，精神不振，吸收功能差，面色苍白，手脚厥冷，心惊，嗜睡，容易感冒，反复感冒，精力衰退，体质下降，甚则痰湿停滞、气滞血瘀、痰湿结节、肿瘤。

2.热底型　连小指也有半月痕者，半月痕增大（见图46）均属热底型。热底型提示人体内阳气盛，脏腑功能强壮，身体素质较好。但在病理情况下，则是阳气偏盛，脏腑功能亢进。可见面红、上火，烦躁，便秘，易怒，口干，食量大，不怕冷，好动，甚至血压高、血糖高、中风。

3.寒热交错型（阴阳失调型）　半月痕的边界模糊不清，颜色逐渐接近甲体颜色者（见图47），属寒热交错型

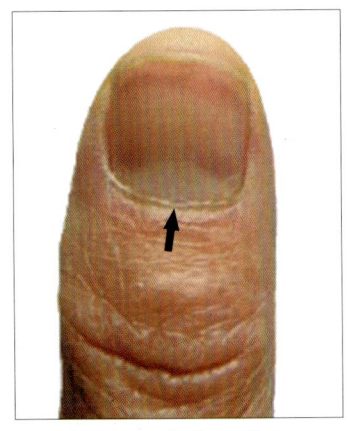

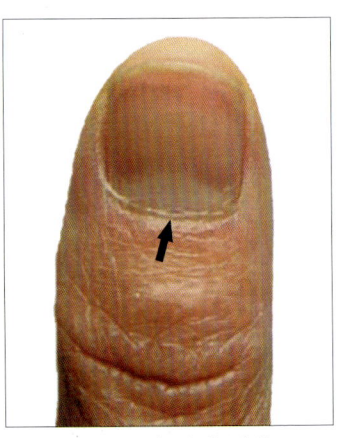

图46　半月痕增大　　　　图47　半月痕模糊

或阴阳失调型。

寒热交错型提示人体内有阴阳偏盛偏衰的变化，寒热的变化可因保养的不同而异。例如，热型者喜欢清热而过度服用寒凉物质，寒型者则喜欢祛寒而过度服用温热物质。用药失调，劳损过度也可导致寒热平衡发生变化。

初期：半月痕边缘开始不清。

中期：半月痕开始缩小。

后期：半月痕逐渐减少并消失。

身体素质则由热变寒，精力衰退逐渐走向衰老，体弱，多病。许多医生由于注重局部清热、消炎，而没有注意到半月痕这个身体素质的重要信号，伤害太过或长期食药，所谓：食药食药越吃越弱的道理就是忽略了半月痕的变化。

（三）半月痕面积

(1) 半月痕面积小于指甲 1/5，则表示精力不足（见图48），胃肠吸收能力较差。半月痕突然晦暗、缩细、消失，

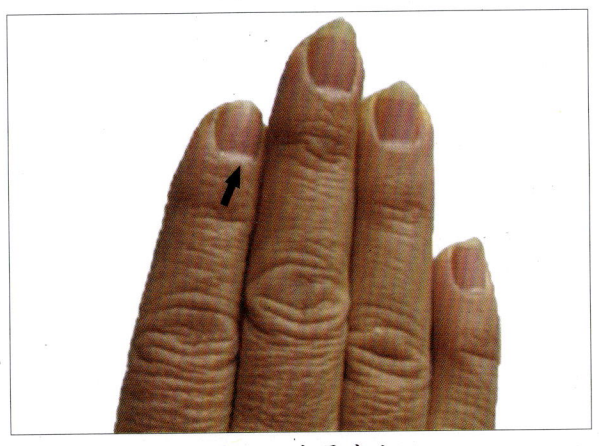

图48　半月痕小

往往会患有消耗性的疾病、肿瘤、出血等。

（2）半月痕大于1/5，则多为心肌肥大，易患心脑血管、高血压、中风等疾病。（见图46）

（四）半月痕的颜色

（1）奶白：正常表示精足强壮，体质好，身心健康。

（2）灰白（浊白）：精弱则影响脾胃消化吸收功能的运化，容易引起贫血，疲倦乏力，体质下降。

（3）粉红（与甲色分界线不清）：脏腑功能下降，体力消耗过大，容易引起糖尿病。

（4）紫色：气血瘀滞、血粘稠高，容易引起心脑血管，血液循环不良，供血供氧不足。动脉硬化症。

（5）黑色：常见于大病将至患者，多见于严重心脏疾病，肿瘤或长期服药，药物和重金属中毒。

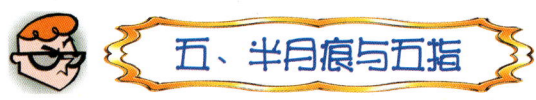

五、半月痕与五指

（一）拇指半月痕——关连肺脾

拇指半月痕呈粉红色，表示胰脏功能不良，胰脏功能减退，身体容易疲倦，容易感冒，严重会引起糖尿病。半月痕呈粉红色是在本身还没有感到任何异常前的警告。

（二）食指半月痕——关连胃肠

食指与肠胃关系密切，当食指的半月痕呈粉红色时，表示胃、大肠的消化吸收不良，食欲自然减退。

 （三）中指半月痕——关连精神

中指与心包经关联，当一个人精神状况不稳定，或过于紧张劳累时，一定会感到头昏，思路不清楚，失眠多梦。此时中指半月痕会呈粉红色。

 （四）环指半月痕——关连内分泌

环指半月痕呈粉红色，表示运行于环指的三焦经发生异常。三焦经异常，表示阴阳失调，会因寒或热而引起血液循环不良，体质下降造成阴阳失调、月经不调。

 （五）小指半月痕——关连心肾

小指的半月痕显得特别粉红。通常，当心脏血液循环不良，内脏功能异常时，都会出现某些自觉症状。但是，心脏方面的疾病却没有任何症状。因此，大部分的心脏病患者早期都不能自知，直到病情恶化时，才猛然发现，因此常有人暴亡。所以观察心脏活动是一项很重要的事，而最好的检查就是观察小指和中指半月痕。

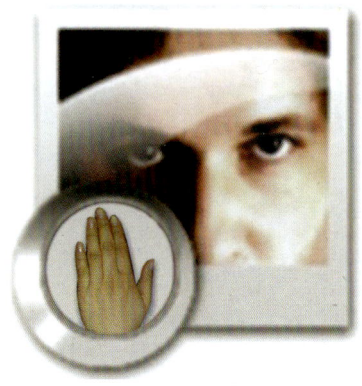

观青筋知健康

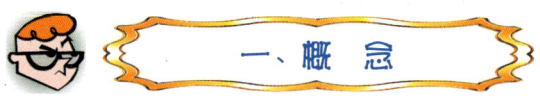

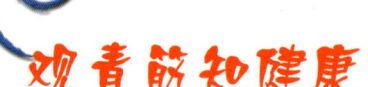

一、概念

　　青筋又称静脉血管——通常指把血液送回心脏的血管。当静脉血液回流受阻，压力增高时，青筋常常在人体表面出现凸起、曲张、扭曲、变色等反映状。为什么血液回流受阻呢？实际上就是体内积滞所致。各种瘀血、痰湿、热毒、积滞等生理废物不能排泄出体外，就会导致全身各个系统都会发生障碍，此时在脸部、腹部、脚部特别在手掌和手背的青筋就非常明显。所以青筋就是人体的积滞。

　　如果血脉胆固醇、血脂、积滞过多，血粘过高则血液循环障碍，容易引起血脂高、血糖高、血压高等心脑血管疾病。

　　如果经脉有痰、湿、瘀、热、毒、积滞堵塞，就会加剧炎症反应，不通则痛，使痛症加重。

　　如果在胃肠道内废物、毒素、细菌、粘液、宿便发生积滞，则久积成毒，毒害人体，轻则形成各种黑斑、白斑、血痣，重则导致肿瘤、癌症。

根据科学家尸体解剖的研究，发现癌症和衰老都是由于血瘀、废物的积滞引起，所以积滞是百病之源。故《黄帝内经》讲：经脉者，决死生调虚实，不可以不通。

根据临床经验有以下症状者都可以考虑积滞的存在：

(1) 大便难，颜色黑，粘稠大，大便时间长，用厕纸多。

(2) 胃纳差，食不甘，口干涩，舌苔厚。

(3) 容易疲倦，容易感冒，反复感冒。

(4) 气短乏力，精神不佳，头脑不清，失眠梦多。

(5) 按摩、拔罐、拍打、刮痧容易出现的痧斑点块。

(6) 容易皮肤过敏，皮肤色素沉着，见老人斑、雀斑、黄褐斑、白斑、血痣等。

(7) 食凉觉寒、食热觉热、虚不受补者。

(8) 长期性的劳心劳力、工作紧张、精神抑郁。

(9) 经常性自我感觉低热。

以前面几种症状为主的人，多数处于亚健康状态。随着以上九种症状越多，则说明体内积滞程度越深，多数处于疾病状态。甚则肿瘤发生，大病将至。

所以人体身上出现的青筋，表示体内废物积滞过度，是体内废物痰湿瘀热毒积滞的一种外在反映。俗话说：青筋过鼻梁，无事哭三场。身体内的废物积滞越多，青筋就越明显。一般几天不通便的人，青筋就特别明显，通过青筋的形态就可以观察出体内积滞的状况。

二、积滞的性质

(1) 痰（脂肪）——结节、脂肪瘤。

(2) 湿——疲倦乏力。

(3) 瘀——瘀血痛症。

(4) 热——上火、烦躁、炎症。

(5) 毒——肿瘤、癌症。

三、青筋形态、颜色

(1) 青筋形态——积滞的程度

① 青筋—轻；

② 凸起—中；

③ 扭曲—重。

(2) 青筋颜色——毒害的程度

① 青色—轻；

② 紫色—中；

③ 黑色—重。

　　一般随着青筋的形态、颜色变化，则表示体内废物积滞越严重，所谓久积成毒。如果青筋到达凸起、扭曲、紫黑时，往往表示体内积滞的废物越毒，甚至表示大病将至。所以，身体上任何部位出现青筋，都表示相应部位所代表的问题。

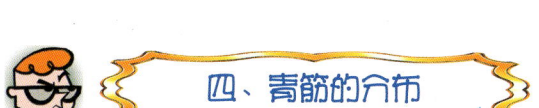

四、青筋的分布

 (一)手部青筋

　　小孩有积滞一般都在鼻梁上出现青筋，但是3岁以后往往就不再鼻梁上出现，而是在手上出现青筋。所以成人体内的代谢废物越多，手上青筋就越多。某部位出现青筋，表示相应的脏腑组织有积滞。

1. 手背青筋

　　手背青筋(见图49)提示腰背部有积滞，容易导致腰肌劳损，疲劳乏力、常见腰酸背痛，甚至出现肌肉紧张、硬结节。

2. 手指青筋

　　小孩手指青筋(见图50)，提示肠胃积滞消化不良。成人手指青筋，不但提示消化系统问题，且还反映了头部血管微循环障碍，脑血管供血不足，头部不适，严重则头晕、头痛、中风。

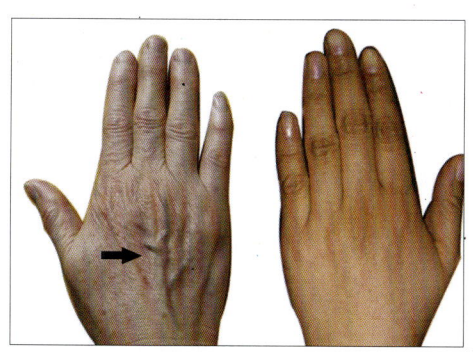

图49　手背青筋、手背无青筋

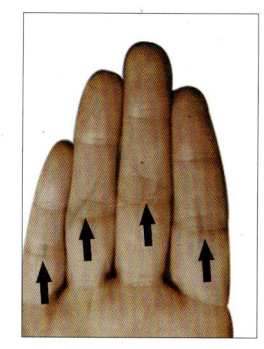

图50　手指青筋

3. 手掌青筋

(1) 大鱼际有青筋（见图51），往往提示腰腿痛和下肢风湿关节痛。

(2) 腕横纹线有青筋（见图52），往往提示妇科疾病，如月经不调、带下等。

(3) 内关有青筋（见图53），往往提示心脏方面疾病，如心肌劳损，心烦，心闷，心跳，失眠，多梦等。

(4) 内关青筋越靠近内关穴，则越早发生心脏方面的症状；内关青筋越凸起、扭曲、紫黑，则心脏疾病症状越严重。甚则预示着心脏将要发生大病。

(5) 生命线附近有青筋（见图54），多见于肝胆功能代

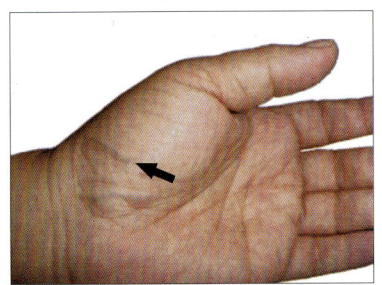 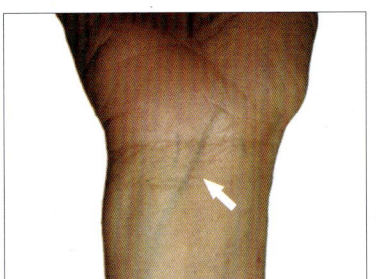

图51　大鱼际青筋　　　　图52　腕横纹青筋

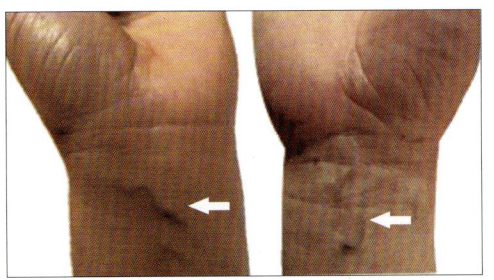 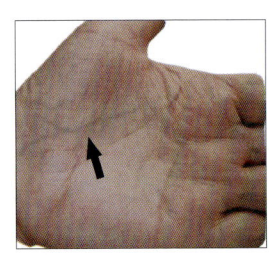

图53　内关青筋　　　　图54　生命线内侧青筋

谢问题，容易引起口苦口干、烦躁、胸闷，肝病等。

(6) 虎口生命线起端有青筋（见图55），女士多见于月经前后乳房胀痛。

(7) 食指指掌横纹有青筋（见图56），提示容易左侧肩周炎。小指指掌横纹有青筋，提示容易右侧肩周炎。

(8) 拇指指掌关节横纹有青筋（见图57）凸起、扭曲，提示心脏冠状动脉硬化。紫黑则冠心病发作。

(9) 中指指掌关节横纹有青筋凸起、扭曲、紫黑，提示脑动脉硬化。（见图58）

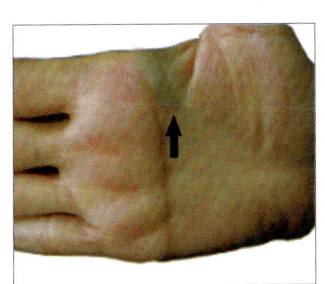

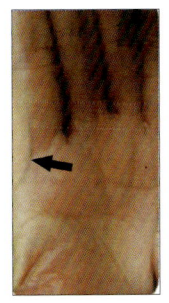

图55 虎口青筋 　　　图56 食指青筋、小指青筋

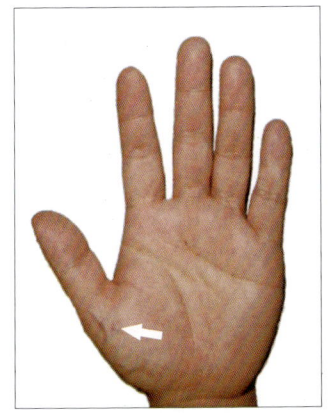

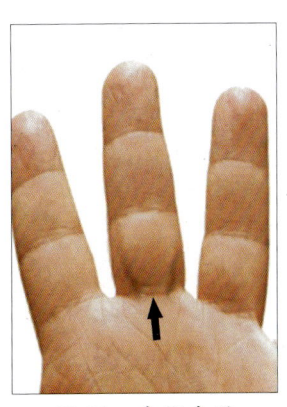

图57 拇指青筋 　　　图58 中指青筋

(10) 手掌青筋，甚至浅现到连手指节间都能见到，提示肠道有积滞宿便，其人多患有习惯性便秘或静脉瘤、痔疮等。改变排便习惯后，青筋会逐渐浅淡，消失。

(11) 手掌到处可见青紫色的青筋，表示肠胃积滞、血脂高，血粘高，血压高，血液酸性较高，含氧量低，血液容易凝聚积滞，则容易出现头晕，头痛，疲倦乏力，身体虚弱等。

(12) 肩部青筋（见图59），容易发生肩周炎，而且特别难治。

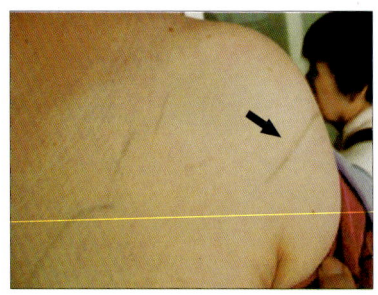

图 59　肩部青筋

（二）头部青筋

1. 太阳穴青筋（见图60）　当太阳穴青筋凸起时，往往提示头晕，头痛；当太阳穴青筋凸起、扭曲时，表示脑动脉硬化；紫黑时则容易中风。

2. 额头青筋（见图61）　额头有青筋，提示长期劳心劳力，紧张，工作压力或心情压力。

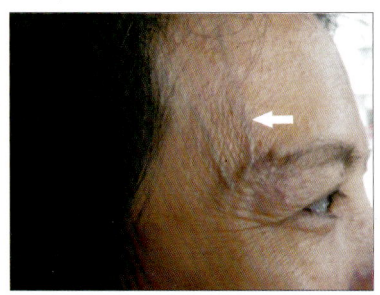

图60　太阳穴青筋

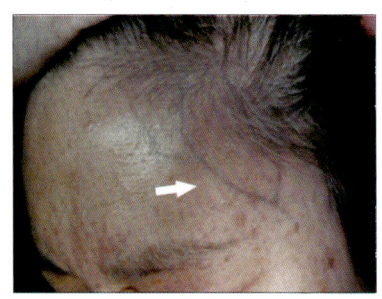

图61　额头青筋

3. 鼻梁青筋（见图62） 鼻梁有青筋，提示肠胃积滞，容易胃痛，腹胀，消化不良，大便不利；紫色时则情况更加严重。

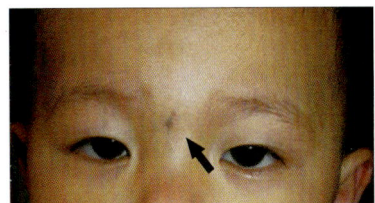

图62 鼻梁青筋

4. 眼袋青筋（见图63） 俗话讲：脾虚眼袋大，肾虚眼袋黑。眼袋青筋，往往提示妇科疾病，月经不调、带下。

5. 嘴角腮下青筋（见图64） 嘴角腮下有青筋，往往提示妇科疾病，带下湿重，疲倦乏力，腰膝酸软，下肢风湿。

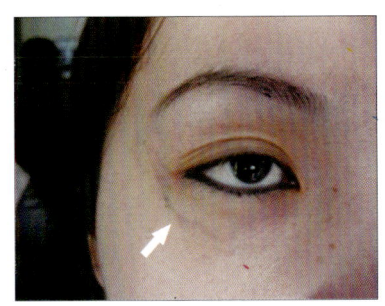

图63 眼袋青筋

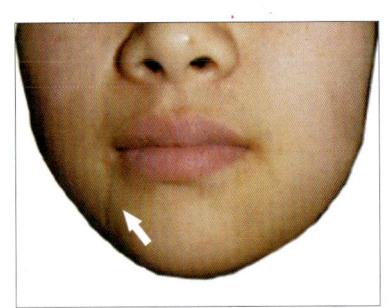

图64 嘴角青筋

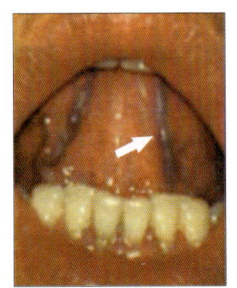

舌下青筋

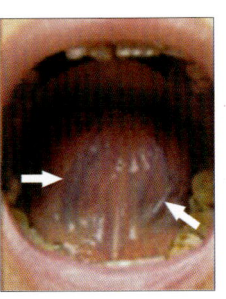

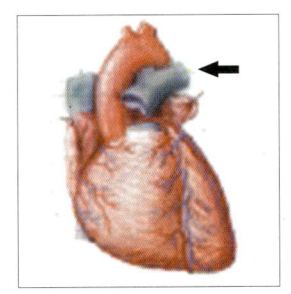

心脏冠状动脉

图65 舌下青筋

6. 舌下青筋（见图65） 舌下青筋凸起，相应于人心脏的冠状动脉，容易引起心脏疾病，心肌劳损。如果青筋凸起、扭曲、紫暗，则容易发生冠心病。

 （三）胸腹部青筋

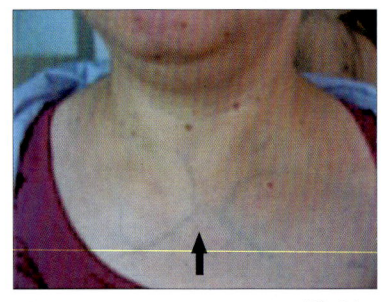
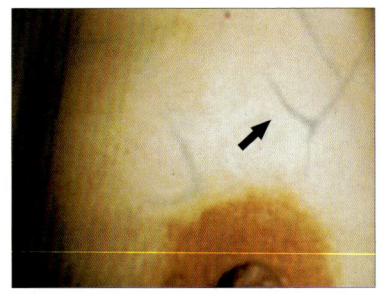

图66　胸部青筋

（1）胸部有青筋（见图66），多注意乳腺增生，经行乳房，胀痛，情志抑郁。

（2）腹部青筋（见图67），俗话说："青筋过肚"。这已经是比较严重的积滞；成人肝硬化腹水，肿瘤后期。腹部青筋往往是比较难治的疾病。

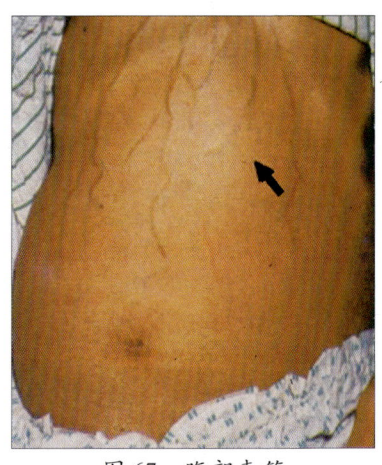

图67　腹部青筋

 （四）下肢小腿青筋

（1）膝部青筋，（见图68）提示膝关节肿大、风湿关节炎。

（2）小腿青筋（见图69）静脉曲张严重者，往往发生腰腿疾病，风湿关节痛。特别多见于久站的老师，久行的农民或喜欢走热时冲凉水的人士。因为寒则入骨伤筋，这是许多人日常生活中不够注意的问题，最后久积成疾，甚则影响高血压很难下降。

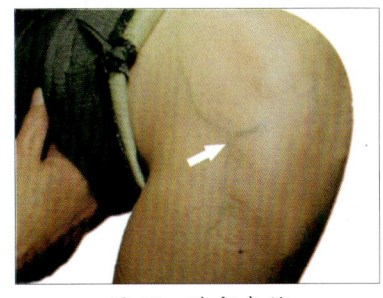

图68　膝部青筋

　　总之，人体任何地方出现青筋，不但影响外表美观，更重要是提示身体废物积滞的反应。青筋即积滞的清除关键是平时要学会清肠排毒。清肠排毒与通便概念不同，很多人总以为天天大便就正常，忽略了清肠排毒。这就等于我们日常生活中经常要清除厕所，水壶里的污垢，汽车要清积炭一样。清肠排毒和消除青筋的凸现，最好是平常就运用拍打和刮痧疗法。

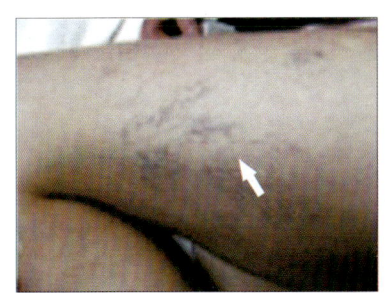

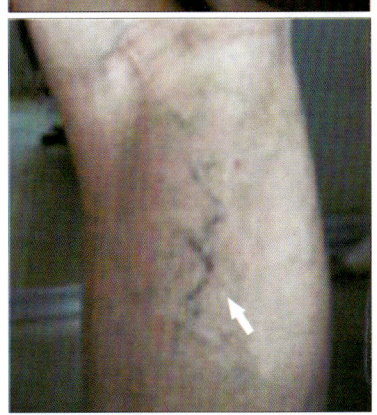

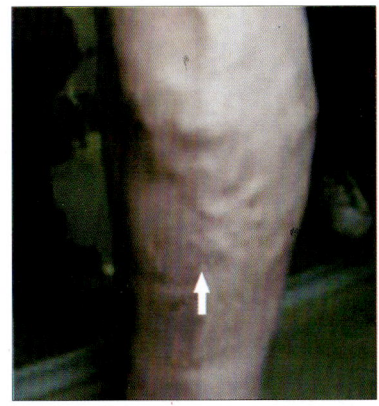

图69　小腿青筋

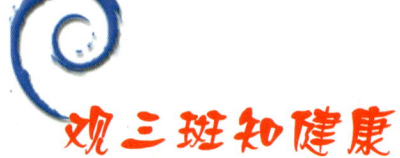

观三斑知健康

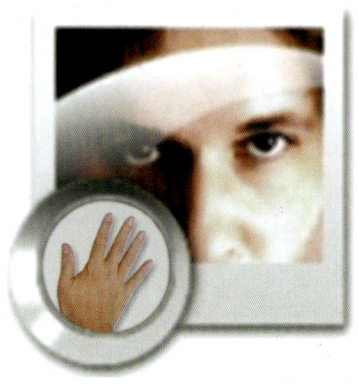

《黄帝内经》说："有诸形于内，必形于外"。青筋就是积滞的代名词。当身体废物积滞堆积到一定程度时，久积就会成毒；毒素就会在人体内慢慢地毒害人体，堵塞经脉、血管。在人体身上、手上、脸上就会首先形成各种斑点，俗称老人斑、黑斑、白斑、血痣等。所以青筋不但是积滞的代名词，人体表面的各种斑点也是人体发生积滞的另一种反映，而且更加严重，更能说明问题。

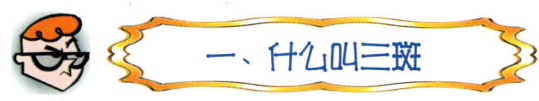

一、什么叫三斑

大部分人，到了一定年纪后，体表有许多斑点，其中最主要有黑斑、白斑、血痣，统称三斑。三斑与人的健康关系密切，介绍如下：

 （一）黑斑——瘀血

黑斑（见图70）包括了老人斑、雀斑、黄褐斑等。多

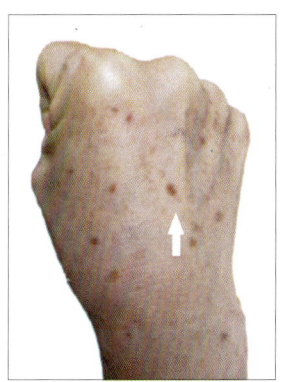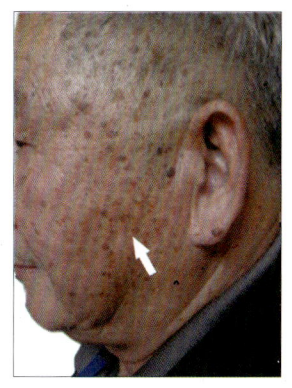

图 70　黑斑

见于手背、脸上和身上。

黑斑提示血脉瘀血的积滞，黑斑越黑越瘀，容易发生心脑血管的疾病，多见于心脑血管疾病的老年人。黑斑并不是什么寿斑，反而像俗话所说的叫"棺材钉"。

（二）白斑——毒素

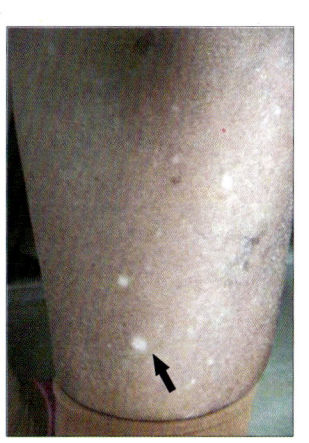

白斑（见图71）形状大的如黄豆大小，小的如芝麻大小。多见于手背、身上，脸上很少见。白斑提示内脏毒素的积滞，容易发生肿瘤、癌症方面的疾病。白斑越白越毒，多见于肿瘤病人。白殿风则不属于这种白斑。

图 71　白斑

（三）血痣——脂肪

血痣（见图72）形状大的如枸杞子大小，小的如蚊子

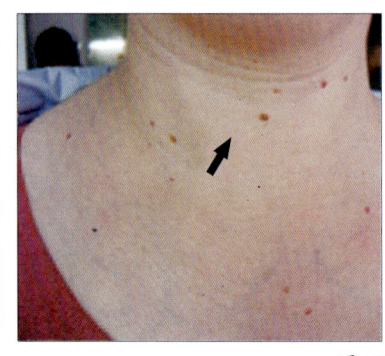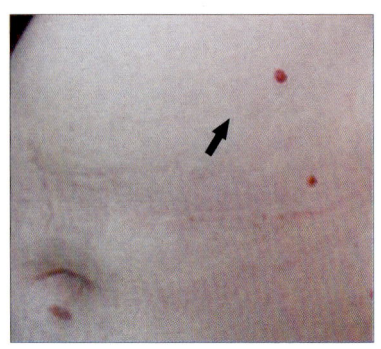

图72　血痣

咬过，就像一种小血泡，多见于身上胸胁、手臂和下肢。

血痣提示脂肪痰湿的积滞，容易发生脂肪肝、肝硬化、胆囊炎，多见于脂肪肝，慢性肝炎的病人。

不论什么形态颜色的斑，根源都是体内不同废物积滞的外在表现，都是不好的斑。斑是后天形成的，不注意保养就会越来越多，越长越大，说明毒害越来越深。

痣是先天形成的，为分红痣和黑痣，一般终身不变。红痣是人体气血的精聚，所以红痣者吉。但血痣则不一样，是后天形成，对人的健康影响却很明显。

黑痣是人体气血的凝滞，表示黑痣所主的部位气血衰弱，流通不畅，容易阻滞。往往到了一定时候对人体就会发生的影响，所以黑痣者凶。

许多人总以为老了就有老人斑，实际上我认识的许多真正健康长寿者，注意保养的人身上都没有三斑。其实，斑在身上的出现并不是在乎好看不好看，关键是斑提示了体内各种废物对人体的毒害程度，严重地威胁了人的健康，并提示了人死于疾病的三大杀手：心脑血管疾病、肿瘤和肝硬化。

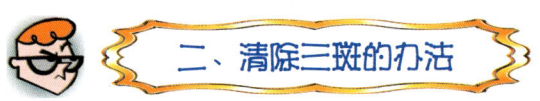

二、清除三斑的办法

　　清除三斑的方法，最好还是平常运用清肠排毒的方法。许多人运用清肠排毒饮食法，经络拍打、刮痧等中国民间传统疗法，不但解决了身体上的许多顽疾，各种斑点也会随之淡化、缩小、消失，这就是让大家学手诊的真正意义。

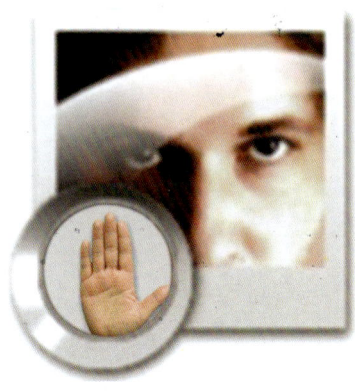

手掌全息定位

一、手掌体质区定位

　　一个人的体质是酸性、碱性还是中性，可以从手掌上加以区分和识别。所以，观察人的手掌，即可了解人的健康状态。(见图73)

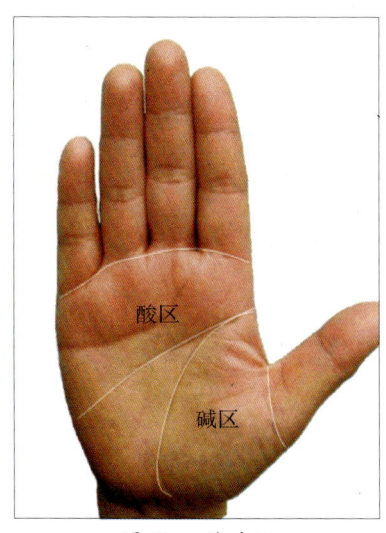

图73　酸碱区

　　掌中生命线所包容的区域常定为碱性区，这一部位大而丰满，其体质偏碱性。从头脑线以上到指根部为酸性区，酸性区越大，体质就越偏酸性。总之，在疾病方面；碱性体质者，多属机能亢进，阳气过盛，易患高血压，动脉硬化，脑溢血，糖尿病。酸性体质者，多属机能下降，阴气过盛，易患低血压，气喘，胃下垂或癌症。

 （一）碱性体质的特点

(1) 生命线较长，它所包围的掌区比头脑线包围的要大。

(2) 手掌向下手指伸出时，偏向拇指一侧弯曲。

(3) 各手指间紧贴在一起（间隙小），身体偏肥伴。

 （二）酸性体质的特点

(1) 生命线较短，它所包围的掌区较小，头脑线以外的掌区较大。

(2) 手指伸出时偏向小指一侧弯曲。

(3) 各手指间间隙大，身体偏瘦弱。

 （三）酸碱体质比较

比较	碱性体质	酸性体质
皮肤	面色红润	面色苍白
肌肉	壮实	柔软
头发	秃头者多	头发粗，易脱落，易白发
血压	高血压居多	低血压者居多
分泌	汗多	汗少
睡眠	睡少（失眠）	睡多（昏睡）
性格	好食肉，易冲动，好斗	好食素，勇气不足，平静快乐
运动	喜运动，运动后更兴奋	喜安静，运动后易疲劳
阴阳	阴虚怕热	阳虚怕冷
疾病	糖尿病，高血压，中风，心脑血管疾病	胃溃疡，哮喘，癌症，风湿
营养	蛋白质、脂肪过盛	蛋白质、营养不足

酸碱区应一样大小，则属于中性体质。一般中性体质身体适应力比较强，比较稳定，容易心平气和，身体健康。

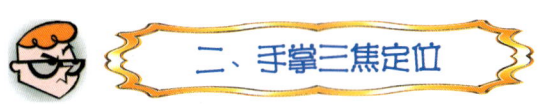

二、手掌三焦定位

根据手掌的全息定位，手掌又可以分成为三焦区（见图 74）

（一）上焦区

头脑线起端与感情线起端的连线以上，食中两指同身寸宽度为上焦区。上焦区主心肺，头面五官疾病。

（二）中焦区

拇指尺侧缘垂直线与上焦线之间，食中两指同身寸宽度为中焦区。中焦主肝胆、脾胃、大肠、消化系统疾病。

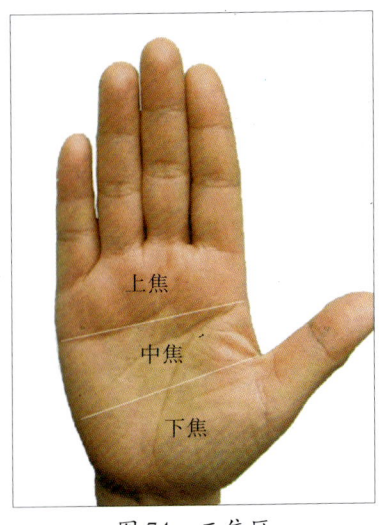

图 74　三焦区

（三）下焦区

中焦线以下到腕横纹线之间，食中两指同身寸宽度为下焦区。下焦区主泌尿生殖、内分泌及腰腿疾病。

通过手掌三焦定位，以观察身体上下行的气机状况，阴阳（内分泌）失调，则常见于上焦区红则热，中焦区暗则瘀，下焦区白则寒。

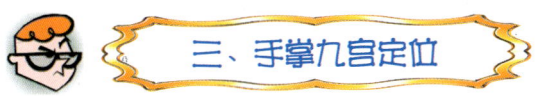

三、手掌九宫定位

以八卦方位观察人体健康的关系，是我国自古以来习用之法，各个卦符均为一区，均为坤、兑、乾、坎、巽、离、震、艮八区，加掌中心中宫为第九区。八卦九宫在手掌都是人体内脏的反射部位（见图75和图1、图2）。

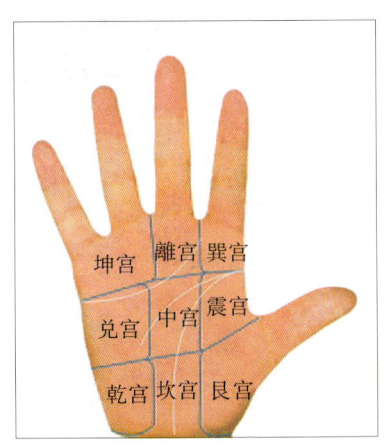
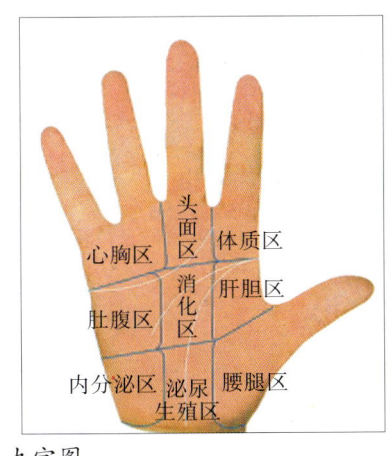

图75　九宫图

（一）乾宫（内分泌区）

位于小鱼际下方，腕横纹的上方如拇指大，表示内分泌系统的状况。反映糖尿、小肠、大肠、阑尾等状况。

·糖尿病——在手掌小鱼际乾宫中间部位成边缘不清斑状。

·阑尾——在手掌小鱼际乾宫中间部位成点状。

（二）坎宫（泌尿生殖区）

位于腕横纹中间上方如拇指大小，表示肾和泌尿生殖系统的状况。

坎宫属水配肾，是体内泌尿生殖系统功能状况的手诊观察部位。坎宫位置凹陷过于严重，异常斑点并有乱纹者多有性功能低下，男性多有阳痿早泄，前列腺炎，女性多易患不孕、月经不调、子宫肌瘤。

· 肾——中指垂直平分线下焦区上方的左右两侧。

· 膀胱——在左右肾区的下方。

· 前列腺（男）、子宫（女）——在手掌根部腕横纹中间上方区域。

· 卵巢及输卵管——在子宫部位的两侧。

 ## （三）艮宫（腰腿区）

位于拇指下方大鱼际，如拇指头大。

艮宫属土，主脾胃功能，艮宫下方青筋浮露肌肉晦暗，多提示脾虚，不能化湿，容易腰膝酸软，湿重疲倦。艮宫上方肌肉瘦削，无弹性，表示心脏循环系统状况欠佳。

· 腰腿——在大鱼际底部，靠拇指侧的下二分之一区。

· 心脏——手掌大鱼际处，拇指横纹下方，如大拇指大小。将大鱼际分为左右两半，靠拇指侧为左心，靠小指侧为右心。上 2 / 5 部分为心房，下 3 / 5 部分为心室。

· 心冠状动脉——拇指指掌关节横纹中间。

（四）震宫（肝胆区）

震属木，主肝胆。该区色泽发暗者，多见肝胆气滞，无华者多有心情抑郁，胸胁闷痛、乳腺增生，甚至肝胆疾病。

·肝——在生命线拇指侧及生命线与头脑线的夹角区域。如拇指头大。

·胆——在拇指尺侧缘垂直线与生命线交点的大鱼际侧。

 （五）巽宫（素质区）

位于食指下，如拇指头大小，表示身体素质的现况。该区扁平、低陷、苍白、多乱细纹者，多是先天不足，身体较弱，血压偏低，容易疲劳乏力，失眠，多梦，颈椎病。

·失眠、多梦、疲劳、困乏——在手掌食指近掌节的区域及该段下方。

·肩周炎——在手掌上部两侧。食指下方左侧为左肩，小拇指下方右侧为右肩。

 （六）離宫（头面区）

位于中指下方，如拇指头大小，表示头面、眼、耳、鼻、喉、五官的状况。中指根掌丘不饱满，该区晦暗，气色斑异常，易患头面五官疾病。

·鼻——在中指指掌交界线中点的下方。

·眼——在鼻的手诊部位两侧。

・牙——在鼻手诊的下方，咽手诊的上方。

・咽喉——在中指竖直平分线与手掌感情线的交点处偏上。

・头痛——在手掌中指近掌节上端。

・头晕——在手掌中指近掌节下端。

・高血压——在中指近掌节的靠拇指侧。

・低血压——在中指近掌节的靠小指侧。

・脑血管——在中指根部的左右两侧。

 （七）坤宫（胸肺区）

位于环指和小指下方，感情线上方，表示肺脏呼吸系统状况。该区位置低陷，肤色枯白无血色，容易发生呼吸系统，气管方面疾病，肺气不足。

・支气管——在环指与小拇指的指缝下方，竖直向下至感情线的区域。

・肺——在支气管手诊的两侧，左肺在环指下方，右肺在小指的下方，感情线的上方。

・心包——支气管下方与感情线交叉处为心包所在，表示精神情志方面的疾病。

 （八）兑宫（肚腹区）

位于感情线下方的小鱼际，表示腹部大小肠的状况。

兑宫低陷、斑点性红白相间，提示大肠功能紊乱，容易发生溏泄或便秘等慢性结肠炎。

・升结肠靠小鱼际环指侧。

·降结肠靠小鱼际小指侧。

·横结肠靠小鱼际感情线下方。

·小鱼际中间属小肠区。

 ## （九）中宫（消化区）

位于手掌中央，头脑线下方，表示脾胃消化系统状况。

中宫属火，表示营养、代谢状况和目前健康状况的吉凶。古人云："中央深处号中宫，色似暗黑定灾殃。"中宫区可反映胃肠功能状态，中宫深凹，四周掌丘拱起其中掌褶纹清晰，颜色粉红有光泽者，表明胃肠功能良好，心情愉快，情绪稳定，身体健康。

·胃区在手掌中心，头脑线下方，如拇指大。包括胃、贲门、幽门及十二指肠。

·脾区在无名指垂直线下，感情线与头脑线之间的方庭位置。

·食道在中指垂直线，感情线与头脑线之间。

中宫区信息提示：

(1) 中宫纹理散乱，多有七情困扰，常因忧郁以致失眠，身体虚弱。

(2) 中宫潮红则虚火上升，多见于植物性神经功能失调，或慢性消耗性疾病。

(3) 中宫寒凉、干枯苍白，提示心气不足，脾胃阳虚，多见于循环系统衰弱，消化不良，内分泌功能低下。

(4) 中宫青暗提示胃病发作。

全掌分为这九个区，观全掌时关键是观九个区的常色，先找异常区，比如九个区气色润泽一致称为常色，如果有1～2个区气色异常，就要注意观察这个区的状况了。如果九个区都晦暗无光泽，则说明病情已经扩散，更加严重。

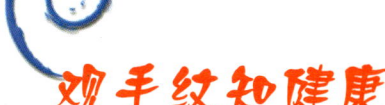

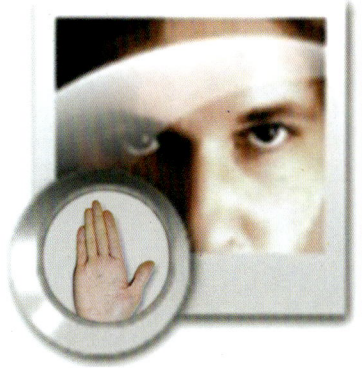

世界上没有两个人的手纹是完全一致的，这使手纹诊断是对这个生命体负责，从而具有可靠性。

掌纹是遗传性基因的一种外在显示，当内外界因素一旦形成病的适合条件，掌纹就会提示这种遗传疾病的发生。通过掌纹的这种显示，就可以提醒人们注意身体，趋吉避凶。

观掌纹的基本原则是掌握掌纹的长短、深浅、粗细、弯直、颜色。

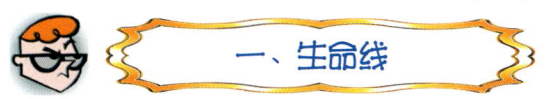

一、生命线

生命线是手掌上重要的三大主线之一，生命线起源于食指与拇指之间，呈抛物线形，一直延伸至手腕线。（见图76）。

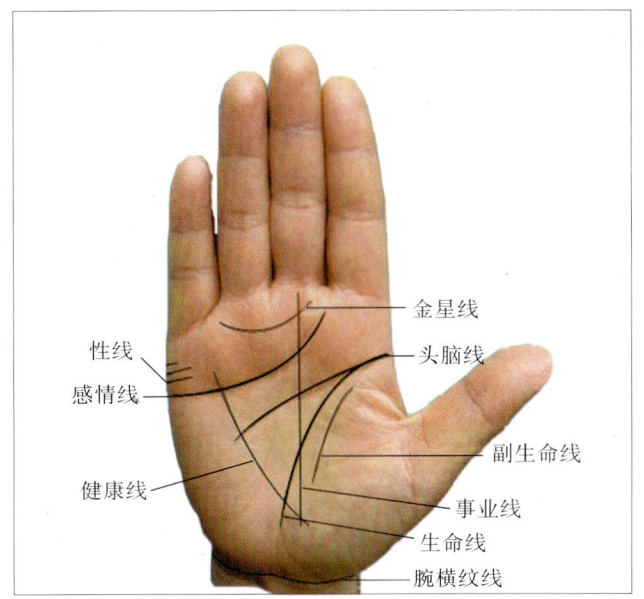

金星线

性线

感情线

头脑线

健康线

副生命线

事业线

生命线

腕横纹线

图76　手纹图

 （一）健康的生命线

　　健康的生命线，其手纹线条深刻明显，清晰不断，呈粉红色，逐渐变细，抛物线所包围的大鱼际范围越大，则身体素质越强。

　　生命线主要提示人的精力、体质、能力、健康和疾病的状况。

 （二）生理意义

　　(1) 表示一个人精力的强弱和个性的缓急。

　　(2) 表示一个人是否生大病或发生意外危险。

　　(3) 表示一个人的健康状况，即先天遗传素质和后天保养的状况。

 （三）生命线的形态

1.生命线的粗细、长短和深浅

(1) 生命线的粗细、长短与深浅(见图77)，预示着人体不同的健康情况。所以长的生命线一般视为健康长寿的征兆。一般认为，生命线越长越好。

(2) 生命线粗而深的人，一般认为身体健康，精力充沛，不易患病。

(3) 生命线纤细意味着体质柔弱，缺少活力。

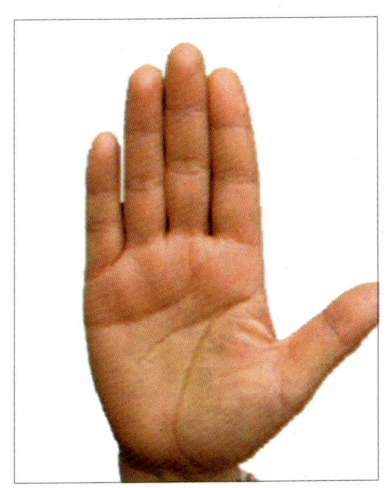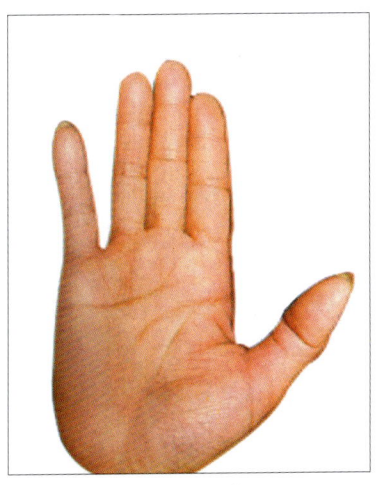

图77　长粗深与短细浅生命线

2.生命线的弧度大小与健康

(1) 一般地说，生命线(见图78)起源点靠近食指，那么生命线的弧度就相对的大一些，生命线的弧度大，大鱼际

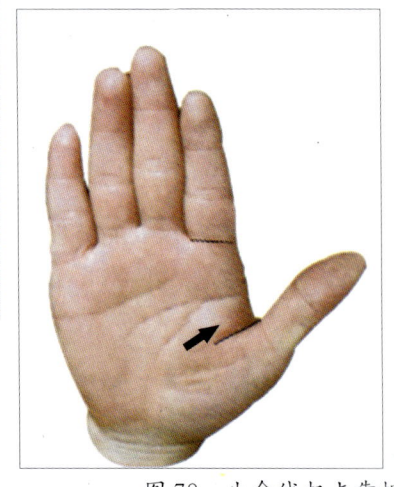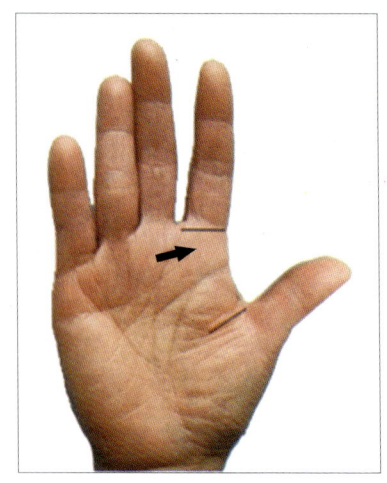

图 78　生命线起点靠拇指　生命线起点靠食指

的面积也加大了。这样的生命线一般标志着健康状况良好，身体抵抗力强。

（2）如果生命线的起点偏向拇指，那么生命线的弧度就相对小了，由它围成的大鱼际面积也相对变小，这种生命线就预示着体弱多病，易患感冒等病。

（3）在看生命线时：生命线逐渐变细、消失的，视为最佳生命线，生命线突然间截断，就要注意身体的健康问题了。（见图79）

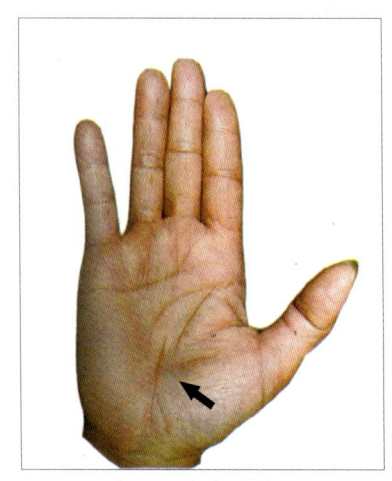

图 79　生命线断开

3.生命线的岛纹、斑点和障碍线

（1）在手掌的生命线上，如发现有岛纹、斑点、障碍线（见图80）等，这就要引起注意，一般情况下，可视其为有慢性疾病，倘若岛纹比生命线本身粗而显著，那就说明身体的病变比较严重了。

（2）生命线下方出现的支线，称为鱼尾纹。（见图81）这种鱼尾纹越多，则说明熬夜过多，性生活过度，精力耗损过多，容易出现泌尿生殖系统疾病。

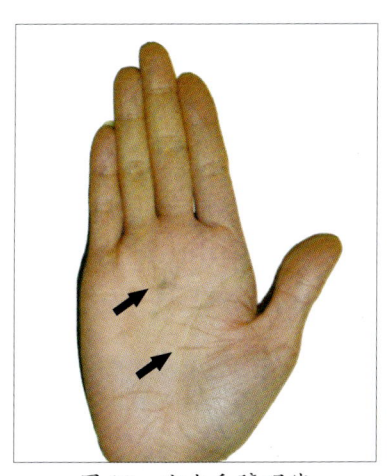

图80　斑点和障碍线

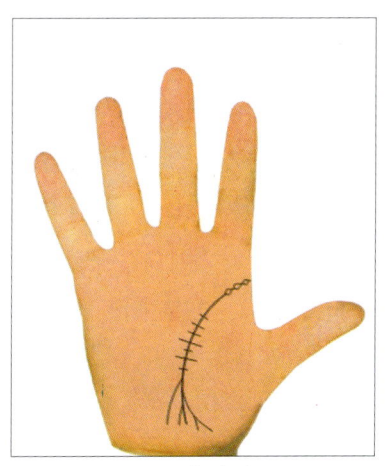

图81　生命线鱼尾纹

 （四）生命线全息规律表示

（1）手纹流年一般是从纹路的起点到终点算起，比如说，生命线起于食指和拇指中间，那么起点就是儿童时期，生命线的长度一般相当于80岁左右的生命特征。然后，可按年龄一个阶段一个阶段往下排，直排到80岁左右，中点

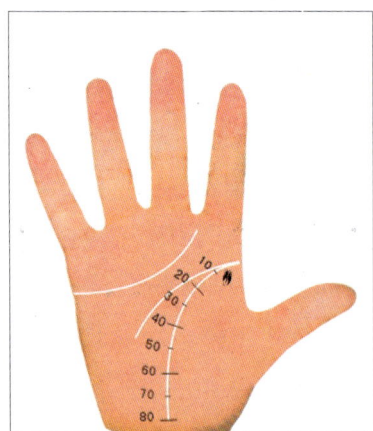

图 82　手掌流年

则表示 40 岁左右的时段，中间到起端的中点表示 20 岁，中间到末端的中点表示 60 岁，以此类推。长有长分，短有短分。有一个问题要注意，在排流年时，一定要用"大约"的年数，切不可断准就是哪年哪月，遇到纹线短的，排流年时可把短线视作人生的全过程，只不过是，那一小段一小段距离也跟着相应地缩短了罢了。（见图 82）通过手纹流年可以预测身体发生疾病的时间。

（2）生命线的长度又可以反映一个人全身的生命信息，起端代表头部开始，中部代表躯体，末端则代表腰腿下肢。以此类推，可以预测身体发生疾病的部位。

综观生命线的特征，起端多数有链状纹小孩时期营养不良，体弱多病，多发生头部咽喉疾病。中段多数有阻力纹干扰，提示中年多有疾病意外和压力干扰，多发生消化系统疾病。末端鱼尾纹，提示晚年精力衰弱，体弱多病，多发生腰腿和泌尿生殖系统疾病。（见图 83）

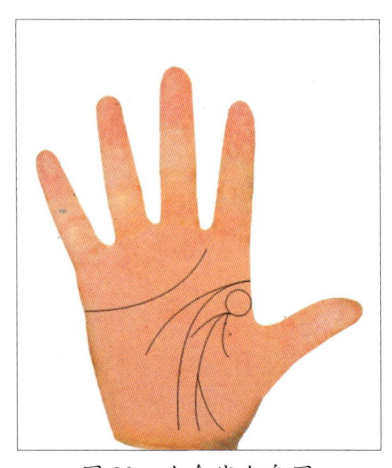

图 83　生命线全息图

所以生命线基本可以将人一生的健康状况表现出来。

 （五）生命线长短的概念

(1) 生命线的长短与寿命的长短无正比的关系。有些人认为"生命线短就是短寿"的说法是无稽之谈。有关科学家经大量的临床实践，在1952年就已否认了这个荒谬说法。我观察了许多90岁以上的老人，反而大部分人生命线都并不是很长。究其原因，关键是注意保养身体，不过生命线短，多表示早期生命力旺盛，晚年体弱多病。所以此类人早年不要太过拼搏，不要以为身体素质好，忽略保养，晚年更要注意保养。生命线长则表示一生的生命力比较均匀。

(2) 一只手生命线断裂，不一定是严重危病的信号，但两只手都断裂则要注意疾病或意外的发生。同时它的变化需要结合其他掌上信息的变化综合地分析、判断。

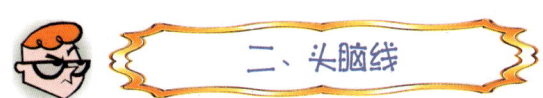

二、头脑线

头脑线又称为智慧线，一般起点与大鱼际线在一起，纹线逐渐变细终于小鱼际到环指下垂直线处。（见图76）头脑线的形态、长短、弯直的意义非常重大。

 （一）标准型的头脑线

标准的头脑线，纹深而长，明晰不断，颜色红润弯曲成优美的弓形，表示其人智慧高，心情乐观而健康。此线向来被认为司掌智慧、脑力与神经系统的强弱。

头脑线所显示出来的健康与疾病方面的信号，大体上来说以头脑方面和神经方面的强弱为主，由于人类的精神生活愉快与否，往往会对他的生理情形有很深的影响，故能明显表示出其人的生活态度以及支配环境的能力。

 （二）生理意义

(1) 表示一个人的思维能力、反应能力、记忆能力、适应能力、决断能力。

(2) 表明脑神经，脑血管机能正常运行的调控能力。

(3) 头脑线长则属于思维能力强，越长越弯则容易思考过度，甚则钻牛角尖、想入非非，思虑过度。

(4) 头脑线短则属于反应能力强，越短则反应越快、性急、固执，甚至近乎于粗鲁。

(5) 头脑线有岛纹，多提示相应部疾病，头晕头痛，循环障碍，甚则容易发脑部疾病，脑瘤。

(6) 头脑线末端过于下垂者，多见于忧思多虑，神经官能症的人。

(7) 头脑线过于平直，则肝火盛，性格率直、固执、急躁。

(8) 头脑线和生命线相交出现小岛，提示幼年营养不良。

 （三）头脑线全息表示

头脑线（见图84）起端有链状纹表示幼年营养不良，

多患呼吸系统疾病，容易感冒，咽喉发炎。中端有干扰纹，表示中年用脑过度，比较劳心，容易头晕头痛。末端太长、分叉、鱼尾纹，则容易神经衰弱，失眠，多梦，易醒，入睡难。

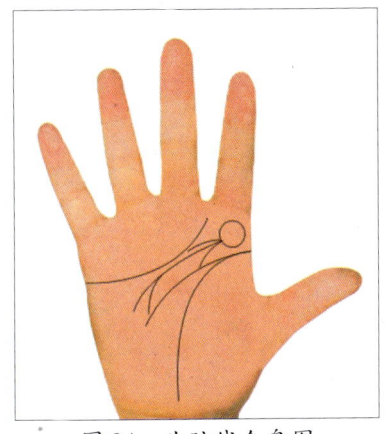

图 84　头脑线全息图

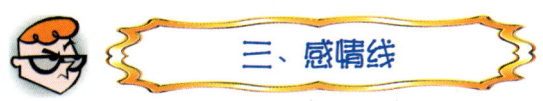

三、感情线

感情线也叫心线。

感情线是由小指侧的掌边开始，弯向食指方向，到达食指和中指指缝之间为标准。（见图76）

 （一）健康的感情线

健康的感情线纹理清晰、深刻，连贯无断裂，颜色红润，末端不可短于中指中心垂直线为标准。顾名思义，感情线一般是用来判断一个人的感情状况的。实际上，通过感情线来检查一个人的身体状况，也能得到不少信息。感情线用来推测健康情况，尤其是与心脏的关系最为密切，它能清楚地反映出以心脏为主的循环系统的运行状况。

（二）生理意义

(1) 反映心血管状态和情志。

(2) 可以检查一个人的感情生活好坏。

(3) 代表一个人的性爱个性。

(4) 反映情绪的控制能力，一般纹直的人性格比较直，反应能力强，纹弯的人性格比较灵活，适应能力强。

(5) 感情线与头脑线之间的间隔称为方庭，方庭狭窄多为肺活量较小，气量不足，容易疲倦乏力，短气上气。

 （三）感情线全息表示

(1) 感情线（见图 85）起端（小指到无名指）见岛纹多，反映头部、咽喉疾病。

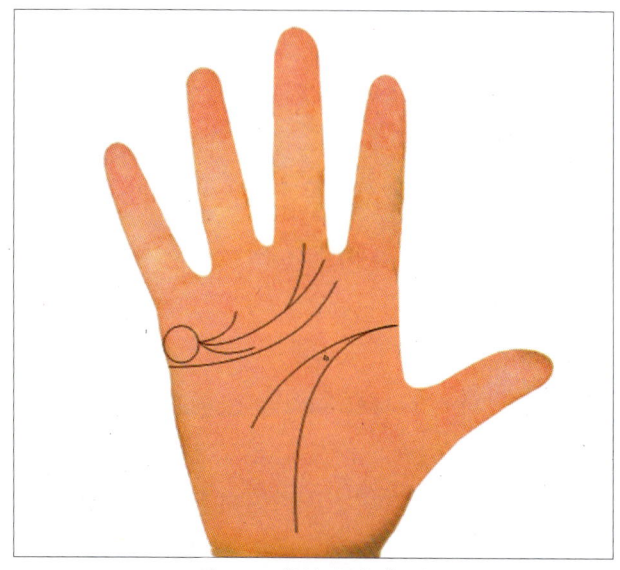

图 85　感情线全息图

(2) 感情线中段（无名指到中指）见阻力线切过，有岛纹，易患循环系统、呼吸系统疾病。

(3) 感情线末端（中指以上）反映泌尿生殖系统疾病。

(4) 感情线末端分叉、鱼尾纹，易患乳房疾病。

(5) 感情线过长到达食指，自幼多患胃肠疾病，消化吸收不良，容易感冒。

除以上三大掌纹外，下面介绍的辅助掌纹并不是人人都有的。但是对人的影响也很大。

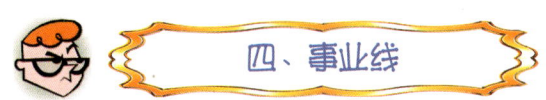

四、事业线

事业线也叫机遇线或命运线。原因之一是它跟一个人的事业有一定的关系，因此它能象征一个人的成败、祸福。表示一个人一生的机遇和命运。

事业线多起于掌根部，上行延伸向中指方向。其生理意义：

(1) 事业线是一个人适应能力强弱的表示。

(2) 事业线跟一个人的事业逆顺有一定关系。

(3) 事业线象征一个人做事的成败得失。

(4) 事业线代表一个人一生的种种机遇。

事业线反映人的精神、心理愿望和机遇。生命线较弱的人，这条纹有弥补生命线精力不足的作用。如果小指过三关，又有事业线的人，相对而言精力就比较旺盛。没有事业线的人，生命线就起主要作用。

事业线不能太粗，最好是细而浅。其线越长越深延伸到中指，事业心就越重，但是由于事业心重，表示其人容易劳心劳力，虽然事业成功但健康状况就越不好。中晚年容易发生心脑血管方面的疾病。

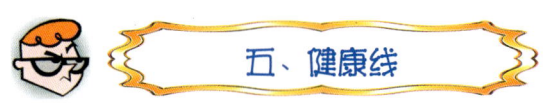

五、健康线

由掌根中部出发斜向小指根部。（见图76）一般健康人多无此纹，反而身心疲倦、身体不健康的人才有此纹，所以应该改称不健康线。其生理意义：

表示身体有慢性消耗性的疾病，尤其是消化系统和呼吸系统有病，健康线形态不同，可反映出不同的脏腑状况：

（1）弯肝肾——健康线呈弯弯曲曲延伸向小指，多表示肝肾功能亏损或肝肾的疾病。（见图86）

（2）断脾胃——健康线呈断断续续的延伸向小指，多表示脾胃方面的慢性疾病。（见图87）

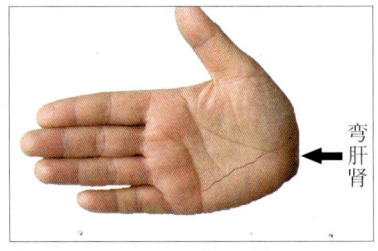

图86　弯肝肾

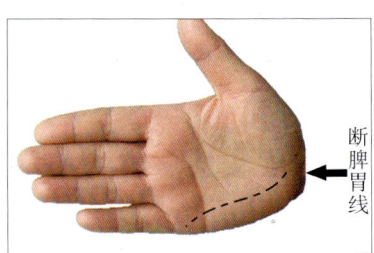

图87　断脾胃线

（3）岛形肺——健康线呈锁链状延伸至小指，多表示肺功能亏损，容易发生呼吸系统疾病。（见图88）

（4）心穿生命线——健康线穿过生命线延伸至小指，

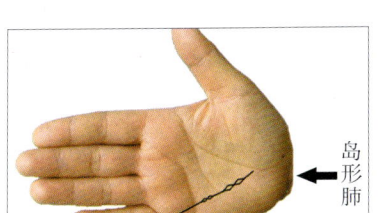

岛形肺

图88 岛形肺

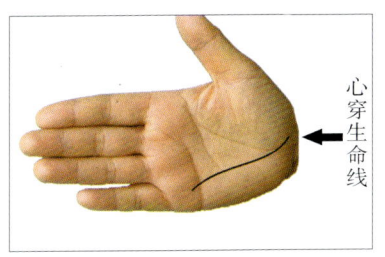

心穿生命线

图89 心穿生命线

多表示心血管系统疾病。（见图89）

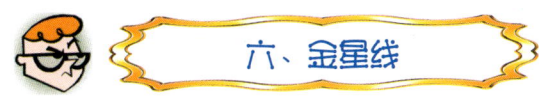

六、金星线

金星线又称肝线，是在感情线上食指之间的横纹线。（见图76）其生理意义：

(1) 表示心理、情绪状态的好坏，反映肝火比较旺盛、性格比较直的人。

(2) 表示肝脏对酒精的解毒能力差，易患酒精中毒、肝硬化，慢性肝炎。所以金星线的人不适宜饮酒。

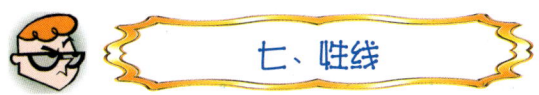

七、性线

在小指根掌尺侧缘的几条短的横褶纹，多数有2～3条。该线以深刻、清晰、色淡红者为佳（见图76）。其生理意义：

(1)反映生殖功能的强弱，一般粗长为壮，细小为弱。

(2) 只有一条或无者，女性多为发育不良，男性多见少精症、无精症、阳痿症等。

(3) 性线过长直至环指或感情线，表示容易患有肾、前列腺或妇科方面疾病。

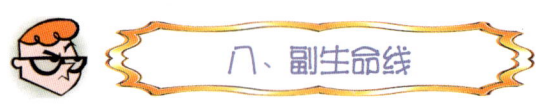

八、副生命线

副生命线又称保险线，指生命线旁大鱼际内侧出现一种掌纹，因它紧贴在生命线的侧而得名（见图 76）。其生理意义：长期注重保养的人往往产生此线，表明人的肾气充足，身体强健，精神饱满，保养比较好，且身体调节性强，具有患病后很快恢复的能力。

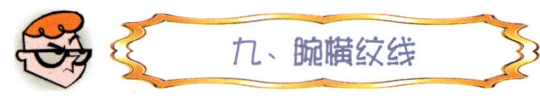

九、腕横纹线

掌根处的腕横纹线。（见图 76）

 （一）健康腕横纹线的标准

健康腕横纹线清晰、完整、不中断，以掌底（即掌近端）肌肉厚实为佳。

 （二）生理意义

(1) 表示泌尿生殖机能的状况。

(2) 腕横纹线，断裂、链状、凸起等形态，对泌尿生殖系统影响都比较大，容易发生妇科和男科的疾病，甚至造成不育不孕。

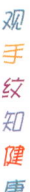

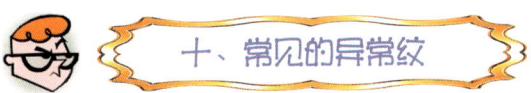

十、常见的异常纹

异常纹是手掌的非正常纹线，常见的如下：（见图90）

（一）"十"状纹

表明某个脏器功能失调，往往与心有关。

（二）"△"状纹

表示肝胆的问题，与肝气抑郁，情志不畅有关。

（三）"米"状纹

表明某脏器存在气滞血瘀现象，病情较重，如胆区的胆囊炎。

（四）"岛"状纹

提示肿瘤或炎性肿块的存在，过大的岛纹只提示所在区域脏腑虚弱。

（五）"井"状纹

提示与慢性炎症有关，炎症时间长，变化缓慢。

（六）"鱼尾"状纹

鱼尾纹是纹的分叉，与身体疲劳虚弱，精力下降有关，凡纹有分叉，越叉越差，叉到那里那里差。

（七）阻力纹

　　所有横切各主线的不正常短线都乏为阻力纹。位置不固定，阻力纹细、短、浅时，多表示慢性和消耗性疾病。深长粗短超过1厘米时有临床意义，往往提示急性疾病或意外。

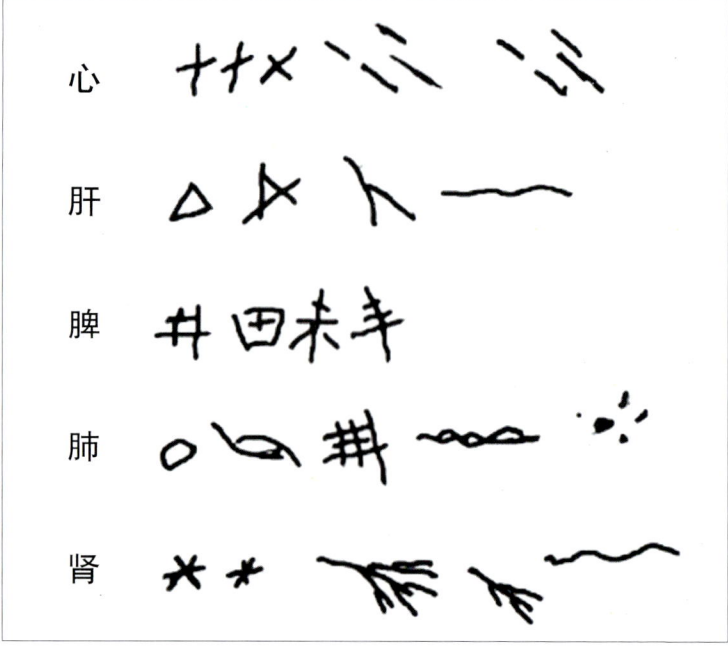

图90　常见异常纹

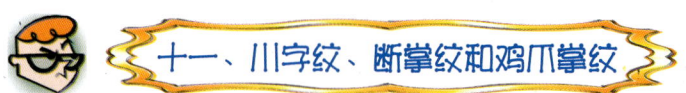

　　在观察掌纹时有这三种掌纹(图91a、图91b、图91c)

的人特别注意，根据生物全息规律，川字掌和断掌的人，由于生命线和头脑线开口夹角偏大，又位于手掌全息肝区位置，而且掌纹多数属于直纹。故一般肝火旺盛，形成性格直爽，脾气烦躁，容易上火、口干口苦，甚则容易得传染病，如乙肝病人多见于这两种掌纹。

凡是这两种掌纹的人，具有男人性格，早年精力旺盛，不知疲倦，自信心强，做人做事非常执著，甚到甚至固执。因此，往往成功人士特别是女强人，多有此种掌纹。俗话：

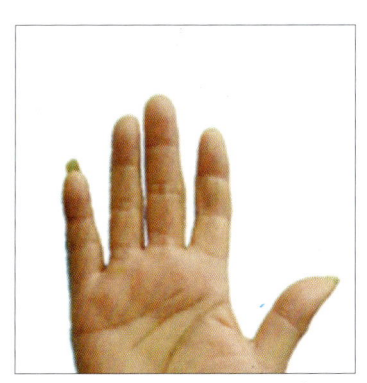
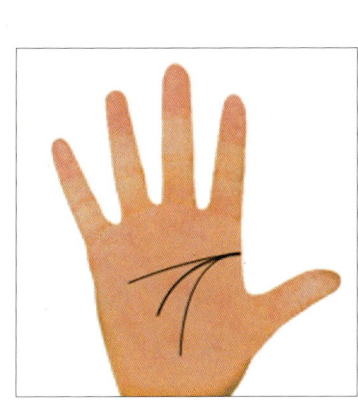

图 91a　川字纹

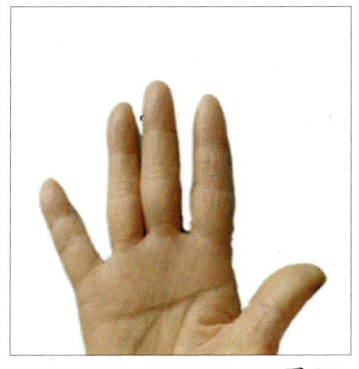

图 91b　鸡爪纹

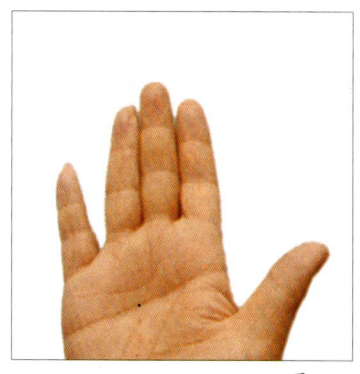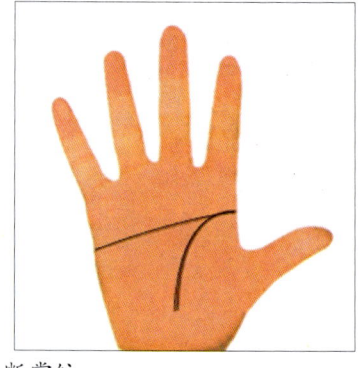

图 91c　断掌纹

男人断掌千斤两。但是有这种掌纹的人由于肝火过盛，生活上则不适宜饮酒、熬夜、饮食燥热，否则容易形成肝病、脂肪肝、胆结石、酒精肝、肝硬化等肝胆疾病。

由于早期精力过旺，一般40岁后就会顿觉气力衰退，力不从心。所以40岁后川字掌和断掌的人，最好要注意身体的保养和情志的修养，才能有身体、有事业、有爱情。

鸡爪纹的掌纹最大特点是一源三岐，生命线、头脑线、感情线都在一个起源。这种掌纹的人，往往是先天身体素质欠佳，体弱多病，感情用事。即使没有什么大病，总是疲劳乏力，力不从心。有这种掌纹的人，最好从小就开始注意保养身体，从事健康的工作。

主纹一般不变，细纹是可以新生的，并影响主纹。当一个人长期处于心情不稳定或过于劳累时，掌中可新生出许多细小阻力纹，所谓纹乱心也乱，所以通过掌纹的浮沉、消长，只要留意就可以观察人体保养和疾病的状况。

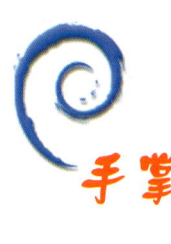

手掌对比知健康

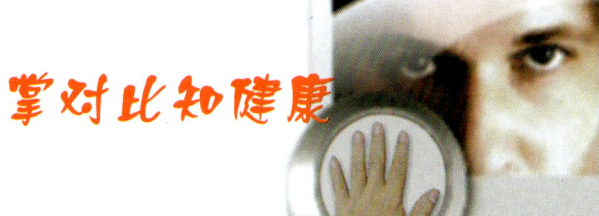

手掌色泽包括手掌的光亮润泽程度和掌色变化两个方面，观掌最重要的是，首先掌握指与指、掌与掌、手与掌的常色和异色的对比，并对整体素质有个概念。

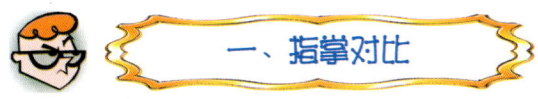

一、指掌对比

(1) 全手掌色对比手腕后的色，掌色越红则血粘稠度越大，甚则血脂偏高。

(2) 手指头对比手掌，手指头颜色越偏红，则越是疲劳乏力。

(3) 手指头对比手指节，指节间颜色偏暗，青筋，则是消化系统的问题，多是积滞。

(4) 手指头偏红、手掌偏白，则多见于上热下寒。

总之，掌色过深、过浅、不均匀，甚至出现其他颜色，多为健康状况异常的征象。

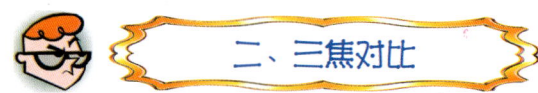

二、三焦对比

综观全掌，全掌代表人身，大部分不注意保养的人士，在手掌三焦定位上可出现的。

(1) 手掌上焦部分偏红，属热。主心肺、头面、五官有热，多见心火盛，烦躁，失眠，多梦，咽喉炎等上焦疾病。

(2) 手掌中焦部分偏暗，属气滞血瘀，主慢性消化系统疾病，容易发生肝胆疾病，胃肠疾病。

(3) 手掌下焦部分偏白、偏暗，属寒。主泌尿生殖系统疾病，容易发生妇科、男科、下肢疾病。

(4) 上焦区红、下焦区白，容易发生上热下寒的症状，多见于上则喉咙痛，下则手脚冻。

(5) 全掌上、中、下三焦颜色不均匀，手指节上下颜色均匀。主内分泌失调，容易出现一种全身性讲不出的不舒服的阴阳失调的症状。

观掌色关键观全掌和局部，全掌往往代表整体状况，局部异常往往代表全息所对应的疾病内脏。

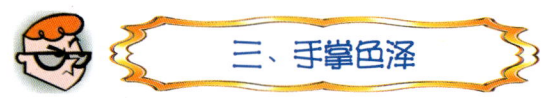

三、手掌色泽

望色的概念是根据手掌上不同部位的颜色及其变化来诊断身体的健康状况或疾病情况。我国为黄种人，正常人的手掌呈红黄隐隐，明润光泽，气色均匀。这种人的身体素质好。

（一）望色

凡不属于太过不均匀之色的就是病色。手掌五色，是指白、红、黄、青、黑。五色代表不同脏腑的病变。《灵枢五色篇》中认为：五色含五脏，"青色"代表肝胆，"赤色"代表心，"白色"代表肺，"黄色"代表脾，"黑色"代表肾。其次，五色代表不同性质的病症，简述如下：

1. 白色

全掌色白多表示寒证、虚证。局部异常白点多表示对应脏腑炎症。

2. 黄色

表示湿证、慢性炎症。湿证是中医的一个概念，如肝炎就是湿证的一种，肠功能失调，倦怠，腹胀，无食欲是湿证的又一表现。机体患了慢性病，手掌就会出现黄色或老茧，如在胃区出现黄色或老茧则有慢性胃炎或消耗性疾病。

3. 红色

(1) 全掌偏红：表示气血循行瘀滞。

(2) 局部异常红点：表示炎症加重。

(3) 局部鲜红点：表示脏器正在出血。

(4) 棕色：表示止血或手术切口愈合情况。

4. 青色

(1) 表示气血瘀滞：当人的情绪发泄不出来时，肝郁气滞，肝区出现青色，这都是气血瘀阻的状况。

(2) 表示疼痛：如在膝关节、腰区出现青色，表示这些器官因受凉引起疼痛和功能障碍。

5. 黑色

(1) 表示曾患过重病或长期服药等。

(2) 老人黑斑表示生理性衰老。

(3) 肿瘤病变的信息。当全掌晦暗无光泽时，手掌全息定位上发现黑色、凸起、边缘不清的斑点时，就要考虑癌症的病变。

 （二）望气

这里指体内的脏腑元气，如肺气、肾气、肝气，也包括经络之气。具体地说，在手诊中就是观察手掌、手背皮肤的光泽，观气色犹如观玉石一样，好的玉石通透和润泽，健康的手也一样就像婴儿一样通透润泽。皮肤明亮有润泽、有通透感、红润称之为有"气"，正如古人云"夫光明润泽者，气也，有血气即润泽，有润泽即有光明也"。晦暗枯槁者称之为无"气"。在临床工作中常见到一些危重病人，表现在手上即晦暗枯槁。即使是临床上症状不重或不明显，预后亦不好。气色鲜明、光润，病轻、易治，身体容易康复；反之晦暗，则疾病缠身、久病难愈。

 （三）色泽的变化

(1) 气色异常点显现的位置在皮肤深处，说明病在里。一般表示病症为慢性病，病情较重。

(2) 气色异常点显现的位置在皮肤表浅处，说明病在表。一般表示病症的初起阶段，病情轻，易治，预后好。

(3) 若手掌上的气色异常点由浮变沉，说明其病症在加重。相反则说明病症的减轻。

(4) 气色浅淡，是身体正气虚的征象。气色深浓，是身体邪气盛的征象。气色异常点在具体区域内密集存在或扩散，表示病症较重或由轻渐重。反之气色异常点逐渐消散，表示病情好转。

(5) 皮肤显得较厚，纹理较粗，说明内脏纹理增厚、老化。

(6) 皮肤显得较薄，光滑发亮，说明内脏功能太虚弱。

(7) 全掌色枯暗，局部出现暗黑、凸起、周围边缘不清斑点，呈蜘蛛网状扩散，则更应引起注意，应及时去医院检查，以排除恶性肿瘤的可能性。

 （四）肌肉的弹性

(1) 理想的手掌应该是软硬适中，厚薄恰到好处，红润有光泽，通透洁净，肌肉富有弹性。

(2) 手掌肌肉柔软细薄者，多精力不足，虚弱多病。

(3) 手掌肌肉板硬坚实，缺乏弹性、晦暗、瘀滞，体内代谢废物积滞。

(4) 手掌瘦而硬，提示消化呼吸系统功能不够健全。

(5) 手掌小鱼际和小指边缘肌肉下陷，皮肤没有光泽，多因体液不足，每见于慢性腹泻或慢性下痢的病人。

(6) 手掌上的某一区域内，有较周围皮肤凹陷的点状形态，一般表示脏腑萎缩或功能减退，或手术后疤痕。

(7) 手掌上的某一区域内，有较周围皮肤凸起的点状形态，一般表示脏器增生、肥大等。

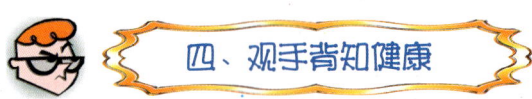

手背反应了人背部的全息规律。（见图92）

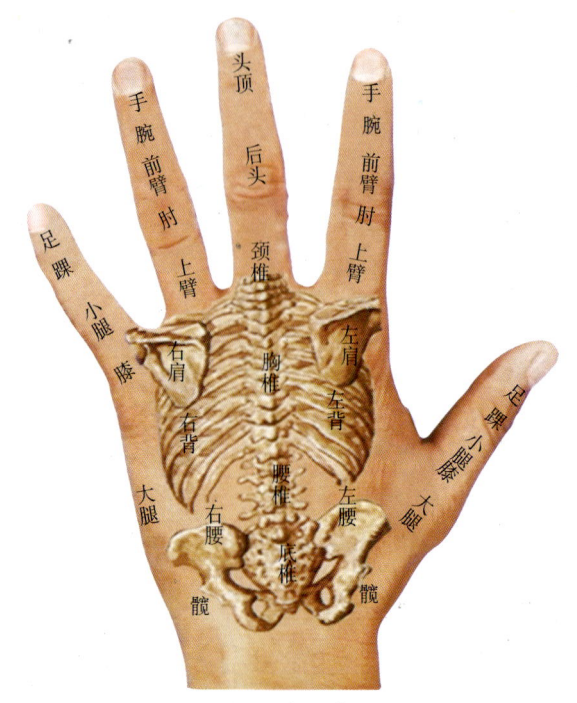

图92　手背全息图

　　（1）手背中指指掌关节握拳时凸起的关节相当于人体第七颈椎的凸起，此关节面的形态反映了颈椎的状况。一般关节面靠小指侧增生则提示颈椎右侧问题，靠拇指侧畸形提示颈椎左侧问题。（图93、图94、图95、图96、图97）

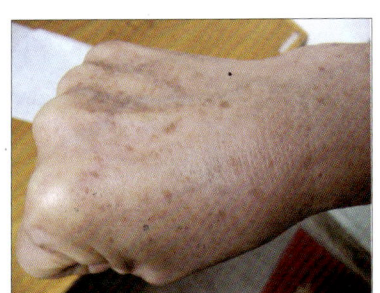

图93　反映手背老年斑

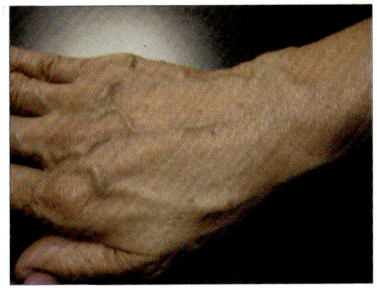

图94　反映手背青筋

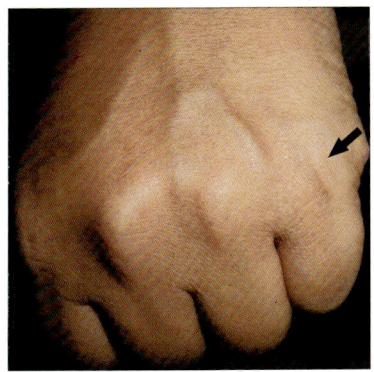

图95　反映右侧肩周

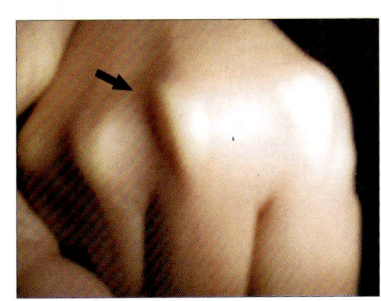

图96　反映右侧颈椎

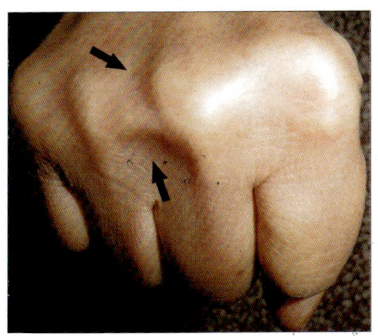

图97　反映右侧颈椎

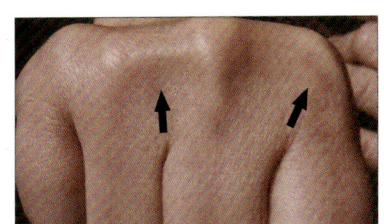

图98　反映右侧颈椎

（2）食指指掌关节则反映了左侧肩周问题，小指的指掌关节则反映了右侧肩周问题。如果这两个关节畸形增生或附近有青筋凸起多提示肩周炎。（图98）

（3）手背青筋凸起、扭曲有黑斑、结节、痛点，则同时反映腰背的相应问题。靠手背上部主背，靠手背下部主腰。（图99、图100）

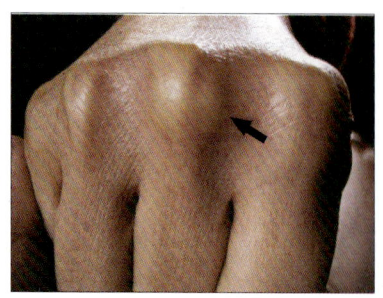

图99　反映左侧颈椎

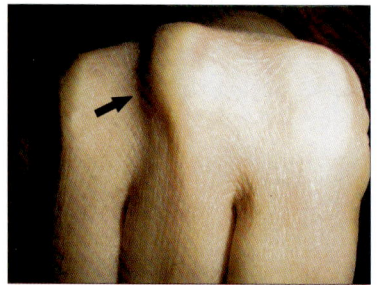

图100　反映左侧颈椎

（4）手背发亮，像涂了油一样，则是人体困湿，多见腰湿酸软、疲倦乏力。手背亮泽延伸至全个手背，提示湿重严重，往往全身疲倦乏力。（图101）

（5）小指麻痹，提示第七

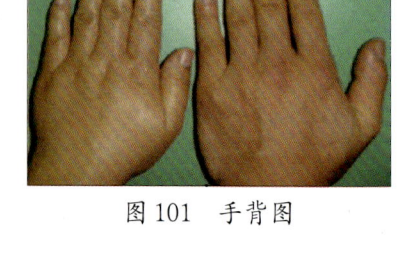

图101　手背图

颈椎问题。环指麻痹，提示第六颈椎问题。中指麻痹，提示第五颈椎问题。如果是四肢麻痹，则是血虚问题。

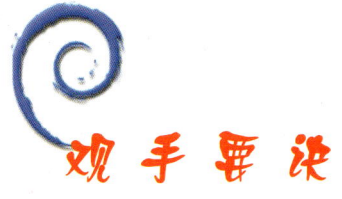

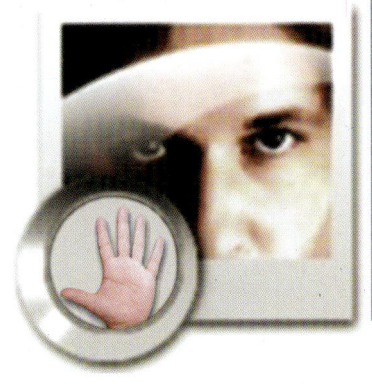

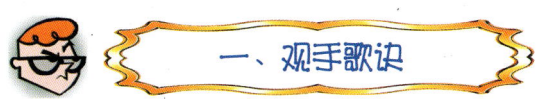

一、观手歌诀

　　　　手中青筋积滞多，无气肉陷弹有气。

　　　　血虚甲白冷热乱，精少体弱半月痕。

　　　　慢炎色白急炎红，肿瘤灰暗退化棕。

　　　　凸是增生凹是缺，刀痕皮屑血管张。

　　前四句观身体素质，以诊身体痰、湿、瘀、毒的积滞和气、血、精与寒、热、虚、实体质的正邪对比反映。后四句观身体部位疾病发生和转归及相互间影响。

　　青筋提示人体痰、湿、瘀、毒的积滞。那个部位有青筋对应全息的部位有积滞。

　　用力按压拇指指腹3秒，肌肉弹性回复快则气足、慢则气弱。

　　观手指甲内血色苍白、血流缓慢、瘀血凝滞，多是血少虚寒、手足怕冷，冬天怕冷热天怕热之人。

指甲下方的白色半月痕多则精足身壮，少则体衰，变色则多病。

·掌中鲜红异常点提示急性炎症或出血症。

·白色异常点提示慢性炎症。

·灰暗异常点提示恶性肿瘤或久病。

·棕色提示退行性、陈旧性或功能减退。

·凸起如豆粒提示为增生，过敏或慢性器质性疾病。

·凹陷坑沟、皱纹，提示慢性器质性疾病；刀痕为疤痕，提示曾手术或外伤。

·皮屑、老茧，提示消化不良或内分泌失调。

·血管色红凸现，提示血管扩张或出血性疾病。

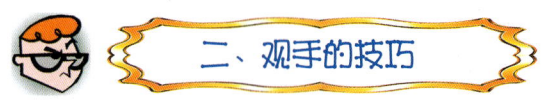

二、观手的技巧

(1) 观手时要通过展示手图或书来引起大家对自身的注意和兴趣。

(2) 在共同研究的基础上找出异常点来分析，千万不要炫耀自己。

(3) 问症状，观定位，找异常点。

(4) 找异常点，定部位，问症状。

(5) 平时要多看，多问，不要怕错，是观手的秘诀。

观手时男左女右为主，不论是左手或右手，以拇指为左，小指为右来判断内脏疾病。

手纹上所反映的各种记号，都不能说是绝对，一定要仔细观察周围线的发展变化情况，一定要在掌握整个手纹的情况下，两只手进行对照，再仔细斟酌、分析，尽量找三个以上的支持点，正如中医诊断都要四诊配合一样。这样，判断准确程度才会高一些。

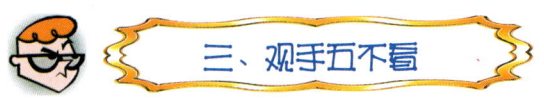

三、观手五不看

(1) 酒后不看——凶吉难分。

(2) 色欲过多者不看——青暗难分。

(3) 暴怒后不看——阴阳难分。

(4) 自己心情不好不看——心不在焉视而不见。

(5) 环境光线不宜不看——掌色不清。

心中无数时可配合用第二指掌骨诊断法和经络全息手诊仪检测。

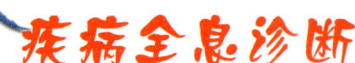

疾病全息诊断

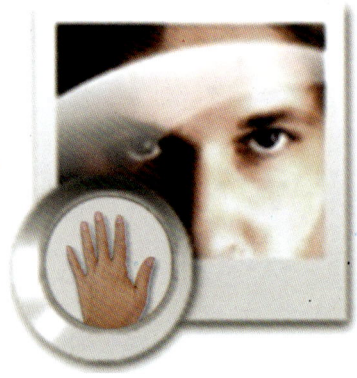

 一、呼吸系统疾病

(1) 手掌部青筋暴露，大鱼际青暗。

(2) 感情线干扰纹多。

(3) 手掌鼻、咽、支气管、肺区见白、红相间异常点，则有炎症。

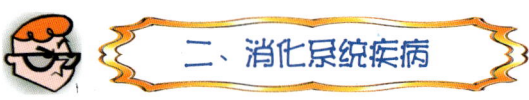 二、消化系统疾病

 （一）胃溃疡，十二指肠溃疡

(1) 胃区有一个或数个异常点，则表示胃部疾病。

(2) 胃区有"米"状纹等。

(3) 胃区色白胃胀、色红胃痛，色痿黄胃胀痛，暗青刺痛。

（二）结肠炎

(1) 过敏性结肠炎：小鱼际红白相间斑点，小鱼际赤白肉线，青暗明显。

(2) 便秘性结肠炎：手掌伴有脂肪堆积，靠小鱼际内侧多见横纹。

(3) 泄泻性结肠炎：手指伴有十指漏缝，靠小鱼际外侧多见横纹。

 （三）便 秘

(1) 手掌有静脉怒张者是肠内有粪便停滞的表现。小鱼际有青筋是盲肠部有宿便积滞，手指节有青筋，是横结肠有宿便积滞。男的左手大鱼际有青筋是降结肠有宿便积滞，右手大鱼际有青筋是升结肠有宿便。女的相反。腕横纹有青筋，是乙状结肠和直肠有宿便积滞。

(2) 有静脉曲张（青筋），左手出现者，虽每日大便，但大便干、硬，排出困难，右手出现则二、三日或更长时间排便。大鱼际暗青，暗黑多伴有腰痛。

(3) 生命线分支多，伴有掌色晦暗或青筋，多则说明便秘已影响健康，引起许多疾病了。

(4) 小鱼际有横纹偏于食指下方多便秘，偏于小指下方多便溏。小鱼际偏阴阳赤白肉线青暗。

(5) 辅助全息诊断：

·鼻：右鼻发痒者小肠干燥，左鼻发痒者大肠干燥，儿童易鼻血者多便秘。

·唇：上唇干燥或发白，口唇紧闭呈"一"状。

·甲：拇指上甲有横纹。

·舌：舌苔厚。

 （四）肝　炎

(1) 肝区发暗。

(2) 肝区夹角内有"三角△""岛"状纹。

(3) 头脑线、生命线上有干扰纹。

(4) 掌色暗黄，有光泽者轻，浊暗者重。

(5) 辅助全息诊断：

·甲上有串珠状凸起，或白枯点。

·舌质紫暗，发青。

·眼球上有一条一字型横的血管。

 （五）脂肪肝

(1) 掌部丰满、十指间无漏逢、色泽红、或全掌红、白相间异常点。

(2) 肝区有脂肪白隆起。

(3) 身上有血痣。

(4) 肝硬化则伴有胆区、肝区青暗、伴肝掌出现。

 （六）胆囊炎

胆区暗黄异常点,肝区发暗则胁刺痛,白或红则胁胀痛。

 （七）胆石症

(1) 胆区有凸起白亮点。

(2) 头脑线末端突然中断或见白亮点。

(3) 肝区青暗。

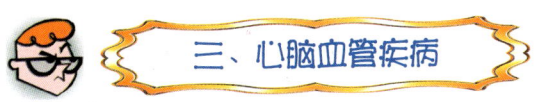

三、心脑血管疾病

（一）心律失常

(1) 方庭有青筋。

(2) 大鱼际心区红白异常点。

（二）风湿性心脏病

(1) 拇指根部有青筋伴"米"状纹。

(2) 生命线尾部有干扰线出现。

(3) 手指呈鼓槌状。

(4) 心区青暗异常点。

(5) 辅助全息诊断：

·中指、食指甲体见凹陷横纹。

·双侧面颊暗、口唇紫绀。

·舌下青筋曲张。

（三）冠心病

(1) 拇指指掌关节横纹呈锁链纹、岛纹。

(2) 生命线尾端有岛纹，或干扰线切过。

(3) 手型方，手指短，呈鼓槌状。

(4) 拇指根内青筋凸起、扭曲，大鱼际有暗红色异常点。

(5) 辅助全息诊断：

·内关穴附近有青筋凸起、扭曲，多见于心肌劳损，如扭曲、紫色，就容易冠心病发作。

·耳垂有横切纹，印堂有横纹。

 （四）心肌梗塞

(1) 生命线尾端有"米"状纹。

(2) 酸区偏大，拇指根和内关青筋凸起、扭曲、紫暗。

 （五）高血压

(1) 大鱼际隆起，掌色鲜红。

(2) 酸区偏大。

(3) 中指一节靠拇指侧有连串白色异常点浮现。

(4) 辅助全息诊断：

·甲短阔平坚硬，半月痕偏大。

·眼有红细血管。

·颈动脉搏动。

·印堂有竖纹或泛红。

 （六）低血压

(1) 手掌削长，三主线变浅。

(2) 酸区缩小。

(3) 中指一节靠小指侧有连串白色异常点浮现。

(4) 印堂发白发暗

（七）脑出血

(1) 手掌鲜红，中指近掌端出红色血点，小鱼际发暗。

(2) 手指节横纹处多青筋浮露。

(3) 辅助诊断：

· 当上下唇合为一个包者，多患脑溢血。

 （八）脑动脉硬化

(1) 有血脂丘形成。

(2) 头脑线有"米"状纹。

(3) 中指指掌横纹处有青筋凸起。

(4) 酸区大，耳垂折纹明显。

 （九）高脂血症

(1) 五指根部脂肪堆积。

(2) 掌色红、白相间。

(3) 酸区偏大。

(4) 可见眼睑黄色，皮下结节、血痣。

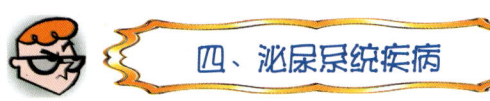

四、泌尿系统疾病

 （一）肾结石

(1) 生命线尾端断裂，有干扰线切过。

(2) 肾区有岛纹，"米"纹或白、凸亮异常点。

（二）泌尿道感染

(1) 坤、坎位有密集"川"纹、"十"纹和岛纹。

(2) 性线延长伸向感情线。

(3) 肾区多见青、红色异常点。

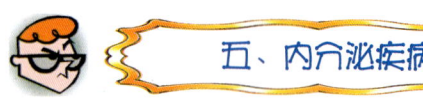

五、内分泌疾病

 （一）甲亢

(1) 头脑线呈羽毛、岛纹或大量干扰纹切过。

(2) 头脑线和生命线连接部位有岛纹。

(3) 食指与中指缝下方有暗红色异常点。

(4) 掌色暗、青、红不均。

(5) 辅助全息诊断：

·眼球突出，眼睑呆滞消瘦。

 （二）内分泌紊乱

(1) 生命线向乾位延伸。

(2) 乾位有大量干扰线

(3) 掌色偏红，有大面积红色区。

(4) 拇指桡侧至手腕部挺直，小鱼际外缘膨胀呈张状。

 （三）更年期综合征

(1) 各主线干扰纹多。

(2) 乾位颜色鲜红。

(3) 小鱼际外侧缘呈圆弧状，坎位多青筋。

(4) 辅助全息诊断：

　　·人中变浅、变平坦，青暗泛起。

　　·面有色素斑沉着，斑越大，色越深，更年期症状更明显。

　　·足后跟痛。

 （四）糖尿病

(1) 乾位有 1 ~ 3 条阻力线。

(2) 头脑线和感情线偏直。

(3) 十指端红于掌色，乾位有弥漫性淡红色异常点。

(4) 辅助全息诊断：

　·半月痕粉红，边缘不清。

　·手中指为中心，手指向拇指方向弯曲。

　·手汗粘性大，大腿特别酸痛。

　·严重者、汗多时，有一种烂水果的酮臭味。

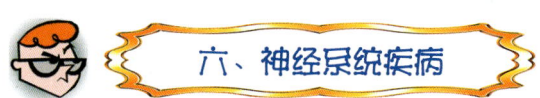

六、神经系统疾病

 （一）头痛

　　中指根横纹周围白色表示头痛，中指靠拇指侧为左侧偏头痛，靠小指侧为右侧头痛，中部为前额和头顶痛，整个区域偏白色为全头痛，靠第二节横纹则为头晕区，有红

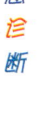

点为脑出血，青暗点为脑血栓或出血后恢复期，有青筋为脑动脉硬化。

 （二）神经衰弱

(1) 头脑线浅淡垂向乾位，尾端有分支或岛纹。

(2) 手掌平坦无脂肪堆积，手指关节大小不等，小指细。

(3) 辅助全息诊断：

·面呈甲字面，前额宽，下巴尖，身体瘦，牙齿少，目下暗，眼睑肿，目内血丝。

·指甲长，甲色苍白，无半月痕。

·舌淡白，伸舌时舌颤动是神经衰弱的特点。

七、妇科、男科疾病

 （一）痛经

(1) 生命线有"米"、"十"岛纹或断裂。

(2) 坎位青筋显露、青筋紫暗。

 （二）月经不调

(1) 有青筋穿过腕横纹，伸向大鱼际，腕横纹变浅、断裂。

(2) 掌色青暗或鲜红，子宫位有异常点。

(3) 生命线尾部有鱼尾纹。

(4) 辅助全息诊断：

· 眼下发黑（行经时更明显）上下眼睑发紫。

 （三）卵巢囊肿、子宫肌瘤

(1) 生命线有岛纹。

(2) 坎位有红或暗异常点。

 （四）慢性盆腔炎

(1) 生命线尾端鱼尾纹变浅。

(2) 手腕青筋伸入到大鱼际。

(3) 掌色偏红、子宫位异常点。

 （五）乳腺增生症

乳腺区有从感情线伸向头脑线的岛纹，肝胆区青暗，或有青筋。

 （六）不孕不育症

1. 女性不孕症

(1) 生命线有断裂、尾端不完整。

(2) 没有性线或只有一条性线。

(3) 腕横纹有断裂或模糊不清，呈"八"字状。

(4) 小鱼际平坦，小指不过三关。

(5) 辅助全息诊断：

· 人中沟浅短，形态不一，人中区青暗。

2. 男性不育症

(1) 没有性线或性线浅短、分裂、消失。

(2) 生命线短或断裂。

(3) 坤位平坦、小指细小不过三关。

(4) 仅有三条主线。

 （七）前列腺肥大

(1) 坤位有"米"、"川"岛纹。

(2) 有深的性线。

(3) 生命线尾端有岛纹或干扰纹穿过。

(4) 前列腺区有异常斑点，斑点发暗，则小便不畅；白亮点，则尿痛；发黄，则腰膝酸软。

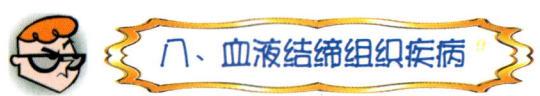

八、血液结缔组织疾病

 （一）贫血

(1) 生命线浅、短、多有干扰纹切过。

(2) 头脑线上有岛纹或分支。

(3) 掌心苍白、青筋浮现。

(4) 辅助全息诊断：

· 面色苍白，半月痕消失，按压指甲后回血慢。

· 舌厚大、边有痕。

· 上唇淡于舌色。

 （二）风湿性关节炎

(1) 手指关节变形、呈竹节状。

(2) 生命线尾端形成鱼尾纹。

(3) 大、小鱼际肌肉松软凹陷。

(4) 五指腹上有竖纹出现，竖纹越多越深越严重。

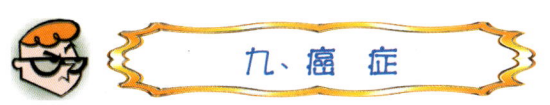

九、癌　症

(1) 感情线呈锁链状，头脑线、生命线有岛纹、三角纹或明显阻力纹。

(2) 全掌僵硬、晦暗。

(3) 所属手诊部位有暗斑异常点，凸起，边缘不清。

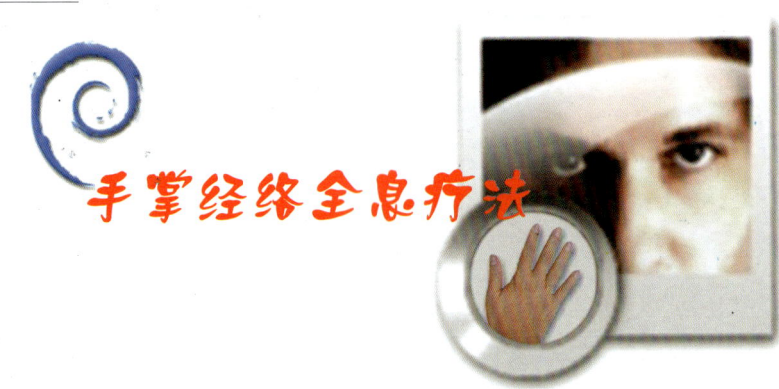

手掌经络全息疗法

106

　　现代生活，人们工作繁忙，情绪紧张，夜以继日，多数人带病工作，得了病也全然不知，直到病情恶化，才有感觉，往往已经晚了。实际上，不论那种疾病，多少与内脏器官都有关联。因此当患上某种疾病时，总会出现相应的征兆。尤其是内脏一旦有问题，马上发出危险信号，而手掌正是传达这一信号的敏感区，因而，运用第二掌骨这一敏感区进行侧速诊法，便可随时对自己的身体状况有个简单的了解。一般的手诊，往往因光线、环境、心情、手是否干净和各人的工种问题等影响手诊的准确率。

　　如果在手诊的基础上，配合第二指掌骨全息穴位诊治法，效果往往是相得益彰，而且更方便、快捷、准确，疗效好。

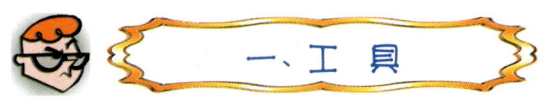

一、工具

　　多功能经络拍（见图102），通过多功能经络拍的刮板

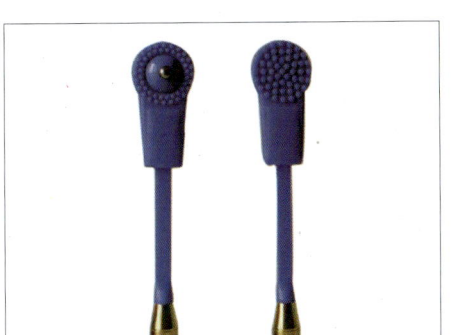

图102　多功能经络拍

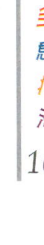

特点在相对应的手掌全息穴位上加以适度的刮拭。

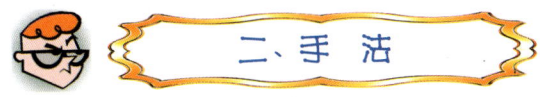

二、手　法

（1）在手掌全息穴位上，持手刮45度角，在手掌全息定位上用力刮至骨膜，细心感受刮拭时的各种手感，这种手法很容易体现全息穴位的反应。

（2）手法一般顺着经络、脏腑的方向刮拭。关键要将各种结节推散。

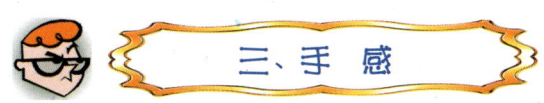

三、手　感

在手掌全息穴位诊疗法中，手感是非常重要的。因为这种手刮的手法，在刮的过程中很敏感把相对应的全息穴位各种症状反应出来。所以，手法上首先掌握：

（1）要均匀用力才能体现全息穴位上的每一个手感。

（2）要用心去感受每一个细微的感觉。

（3）手感反应常见一种凹凸不平的结节反应和痛点，凹凸不平的手感或痛点，则反映相对应的脏腑部位的症状。

（4）凹凸不平的感觉和痛点明显，则相对应的脏腑症状则越明显。

（5）通过这种手感反应诊断后，继续通过手法将痛点消失或将凹凸的结节去除，就能治疗相对应脏腑的疾病。

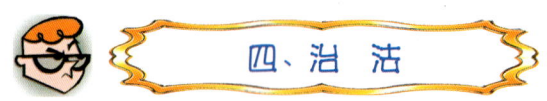

四、治法

参照手掌图的全息部位进行定位诊治手法。（见图103）

手法的关键：

（1）要用力均匀，才能找出手掌痛点或筋结点进行诊断和治疗。

（2）要顺着经络走向或纹线走向或脏腑生理走向进行刮拭治疗。

（3）每次每部位治疗务求消除痛点或筋结点。

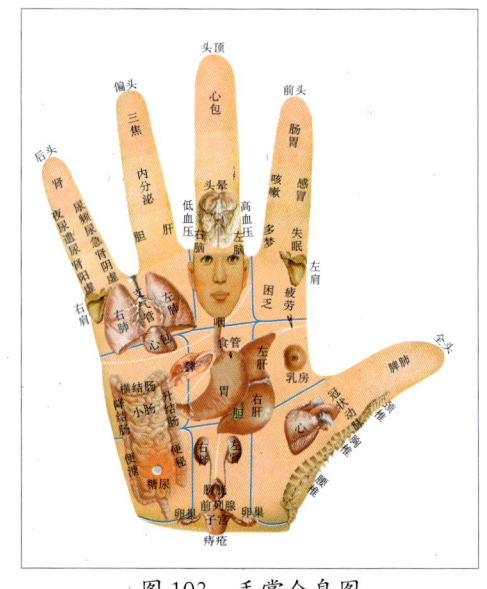

图103　手掌全息图

第二指掌骨全息诊疗法

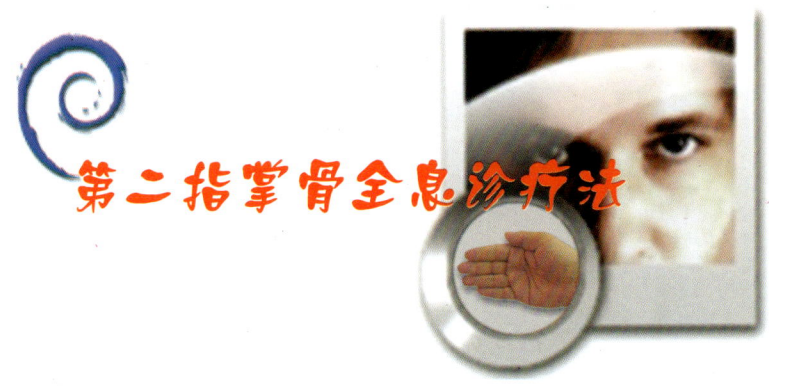

　　根据张颖清生物全息诊疗法的理论,随着现代科学技术和现代医学的不断向前发展,多学科地综合研究中医,探讨中医的基本原理也正在蓬勃展开。

　　特别是"生物全息律"的发现,是继细胞学、进化论、遗传学之后又一揭示生物的重要普遍规律。这一新理论的诞生不仅为进一步探索生物体的系统、结构和层次开辟了一个新的领域,而且为提高现代医学理论的研究水平,特别是为中医诊断学的原理提供了现代的、科学的理论依据。毫无疑问,它是对祖国医学的重大发掘。

　　祖国医学蕴含着丰富的全息律思想。腹诊作为中医诊断学的一个组成部分,也必然贯穿着生物全息律的思想。从生物全息律看,生物体每一相对独立的部分在化学组成的模式上与整体相同,是整体的成比例缩小(见图104)。

　　因而像耳诊、面诊、足诊、第二指掌骨等实际上都是生物全息律的体现(见图104a、图104b、图104c、图104d)。腹部作为一系,特别是大肠,同样其每一特定

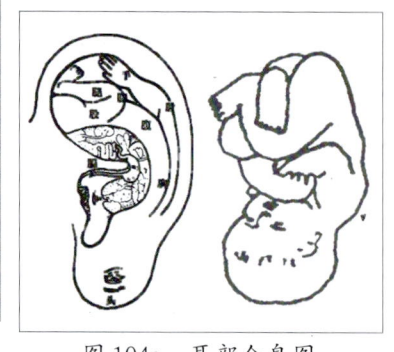

图 104a　耳部全息图

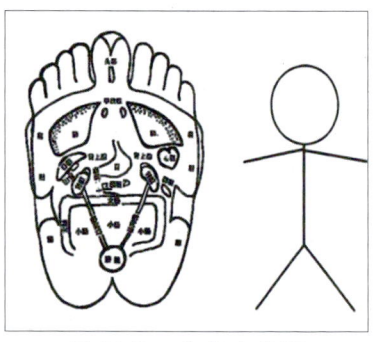

图 104b　脚部全息图

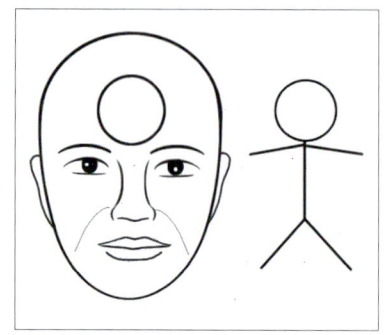

图 104c　面部全息图

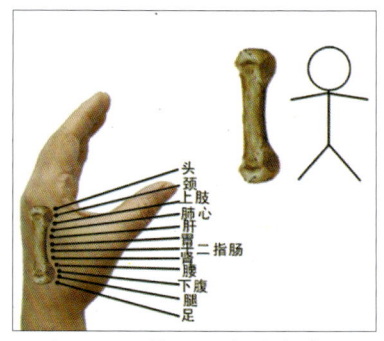

图 104d　第二指掌骨全息图

区域和穴位都包含着整个机体的生命信息，都是构成整体的全息单位（或者叫全息图），在化学组成上具有相应内脏组织相似程度较大的细胞群，在结构上是整体成比例的缩小。同时也存在着"全息反馈"现象，即人体整体的信息也对胸腹部产生影响，产生调节和控制作用；反过来，胸腹部的信息不但反映着整体的性质，也对整体产生影响和调控作用。因此，可以通过胸腹部的特定部位，来诊断和治疗全身各主要经络和器官的病变。

　　中医学认为，人体的任何一个组织、器官、部位、物质都是不可能独立存在，都受五脏所主。任何器官的构成，一种机能的实现，一种物质的生化，都是五脏共同作用的结果。因而中医在观察应用生命全息现象时，也具有以五脏为中心的特点。五脏之精微物质与机体的信息，通过气血等沿着经脉而布达于周身；而全身各部分的生理病理信息，也通过经气而传送于五脏。这样，就形成了中医学中以五脏为中心，以气血精微为载体，以经络为通道的整体生命观。这也就是机体任何一个相对独立的部分都有可能获得并反映出整个机体的生命信息的原因所在。

　　生物全息穴位系统比传统的针灸穴位便于记忆，因为全息穴位的排列有着使人不易忘记的规律性。全息穴位是以能够诊断和治疗整体上对应部位的名称来命名。第二掌骨侧全息穴位的排布使每个系统都恰像是一个人整体的大致缩形。（见图 104d）

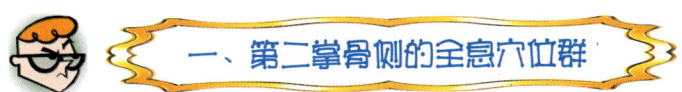

一、第二掌骨侧的全息穴位群

　　全息穴的分布特点：头穴与足穴连线的中点为胃。胃穴与头穴连线的中点为肺心穴。肺心穴与头穴连线分为三等分，上 1/3 处为颈穴和 2/3 处为上肢穴。肺心穴与胃穴连线的中点为肝穴、胃穴与足穴的中点为腰穴、胃穴与腰穴连线分为三等分，上 1/3 为小肠，2/3 处为肾、腰穴与足穴的连线分为三等分，上 1/3 为下腹穴，2/3 处为腿穴。严格而言，整体可以划分为无数的部位，从而在第二掌骨侧对应着这些无数部位的穴位也是无数的，所以第二掌骨侧的全息穴位群包含着全部整体各个部位的生理、病理的信息。

实际应用时，只要从头穴至足穴依顺序按压一次或数次第二掌骨侧的各穴，根据压痛点的有无和位置，就能确定它的整体上哪些部位或器官有病或无病。这就是第二掌骨侧速诊法。在第二掌骨侧的全息穴上刺激或针或按摩，就可以治疗对应部位器官的疾病,这就是第二掌骨侧疗法。这种的诊法和疗法统称为第二掌骨侧生物全息诊疗法。

第二掌骨侧穴位对应的整体部位或器官穴位名称：

头穴：头、眼、耳、鼻、口、牙。

颈穴：颈 、甲状腺、咽、气管上段、食道上段。

上肢穴：肩、上肢、肘、手腕、气管中段、食道中段。

肺心穴：肩、心、胸、乳腺、气管中段、支气管、食管下段、背。

肝穴：肝、胆。

胃穴：胃、脾、胰。

十二指肠穴：十二指肠、结肠。

肾穴：肾、大肠、小肠。

下腹穴：下腰、子宫、膀胱、直肠、阑尾、卵巢、睾丸、阴道、肛门、骶。

腿穴：腿、膝。

足穴：足、踝。

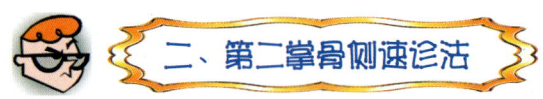

二、第二掌骨侧速诊法

测试者用手拇指指尖在患者的第二掌骨侧，紧靠第二

掌骨长轴的方向来按压（见图105），即可有一浅凹长槽，第二掌骨侧的全息穴即分布在此凹长槽内。如果在揉压某穴时患者此

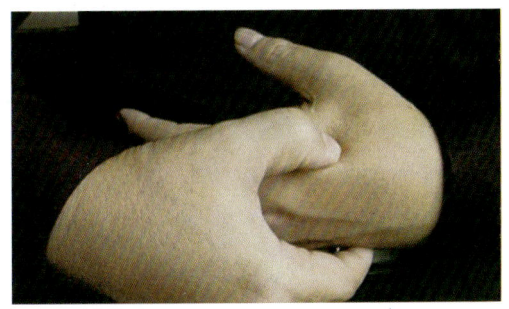

图 105　第二指掌骨侧诊法

穴有明显的麻、胀、重、酸、痛的感觉，并在此穴稍用力按压，患者就会因不可忍受而发生躲闪，抽手等躲避反应，压痛反应可提示：

(1) 如果某一穴位是压痛点，则此穴所对应的整体上的同名部位或器官，或这一部位所处的横截面上及邻近的其他部位器官有病。

(2) 左手第二掌骨侧穴位压痛反应较右手的同名穴位强，表明在整体是左侧病较重或病的左侧，称为同侧对应原则。

(3) 如果肝穴有压痛除说明肝有病外，还可遵循中医学所揭示的脏腑所主部位或器官的规律，肝开窍于眼，推断相关的眼有病，口苦口干等，称为脏腑所主原则。

(4) 根据压痛点的反应诊断虚实：以痛反应为主的多为实证，以酸反应为主的多为虚证。例如，有一瘦弱患者，在第二掌骨侧穴位按压时，在胃穴上表现出特别酸胀的反应，故诊断为脾胃的问题，但患者却坚持认为自己从来没有胃病，胃口正常，能吃，不过一日有2～3次大便。所以这正是脾胃的虚证，消化功能差，一日大便2～3次，说明

食物只不过借道而行，吸收功能并不强，故人很消瘦。

(5) 第二掌骨速诊时，手感和对方的反应是非常重要的，关键是找异常点。例如，全指掌骨不痛但却有一个痛点，这个点就是异常点。如果全指掌点都痛，只有1个点不痛，反而这个就是异常点。

三、第二掌骨侧疗法

第二掌骨侧速诊法的意义，不仅在于不问病而可知病位，更重要的是可以在这些穴位针或按摩治疗相对应部位的疾病。方法是在第二掌骨侧与疾病部位相关的穴位上给予刺激，以在穴位深层组织有较强的麻、胀、重、酸感为宜，时间1~3次后即可看出效果。如果运用工具针刺法，部位准、刺激大，则疗效迅速。

四、第二掌骨侧速诊法的医学价值

根据第二掌骨侧这样一个小的区域了解整个机体各部位的状况，对医生来说，第二掌骨侧速诊法可作为一种诊断手段，以防误诊，并可以根据第二掌骨侧最敏感的压痛点来确定疾病的最主要部位，从而分清主次，重点治疗。对于不是医生的一般人来说，则可随时随地用第二掌骨侧速诊法简便地了解自己身体各部位和器官的健康状况。由于掌骨侧穴位分布所反映的是从头到脚的全身信息，所以，在把握机体的病症时掌骨侧诊断的价值很高。

例如，有些患者从未意识到自己有病，但第二掌骨侧速诊法却检查出有重要的疾病，而有的人以为自己患上疾病，整日忧郁，但用第二掌骨侧速诊法却并无大病。因而，任何人能够运用第二掌骨侧速诊法，都可随时对自己的身体状况有个简单的了解。

附一　数码变频全息手诊仪（见图106）

数码变频全息手诊仪是根据人体经络全息穴位疾病低电阻性的特点，通过高科技电子集成电路研究而成，具有自动检测人体穴位特性、自动检测身体素质和对手掌

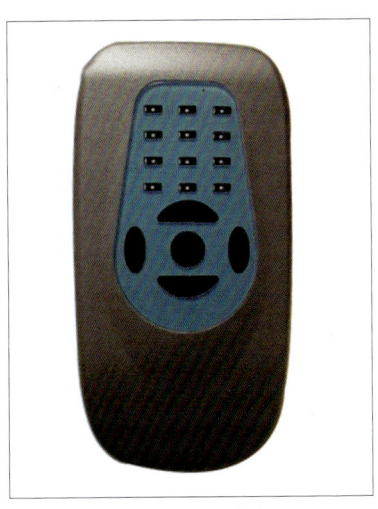

图106　手诊机

全息定位进行亚健康和疾病诊断的功能，非常适合手诊特征不明显时的进步测定和检测，使观手和检测相得益彰。

附二　张延生《气功与手诊》手图

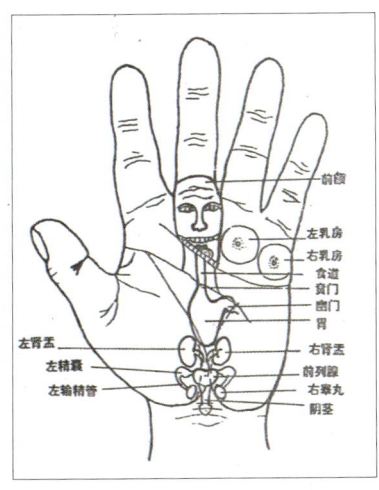

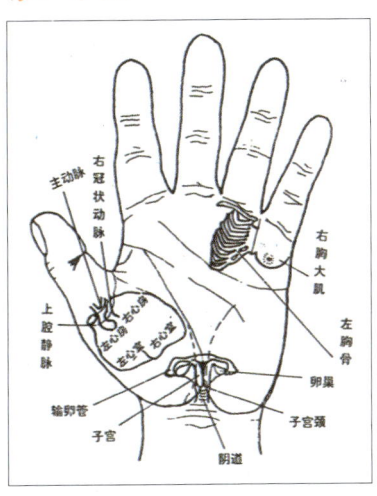

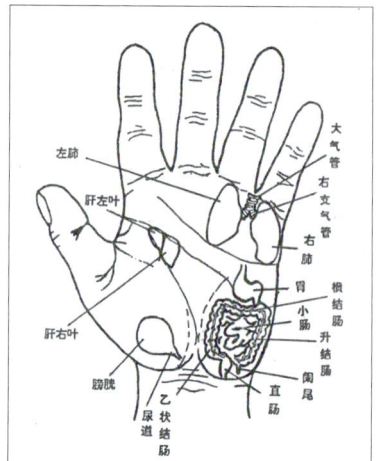

左肺　右支气管　大气管　右支气管　右肺　胃　小肠　横结肠　升结肠　阑尾　直肠
肝左叶　肝右叶　膀胱　乙状结肠　尿道

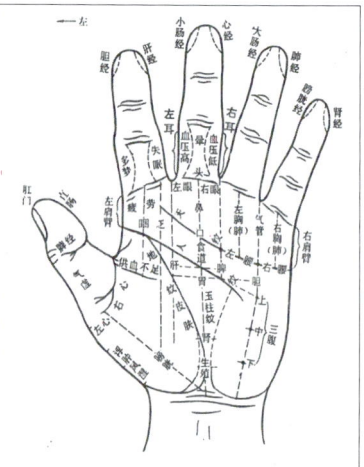

左　胆经　肝经　小肠经　心经　大肠经　肺经　三焦经　肾经
左耳　右耳　血压低　血压高　失眠　多梦　头痛　左脑　右脑　右肩臂
肛门　左肩臂　眩晕　左胸（肺）　右肾　肝　胃　鼻　咽喉　玉枕　颈　右府肾　三腹　生殖

竭诚欢迎您与一起分享读完这一书后的心情和感想，因为有您宝贵的意见，我们将不断出版更多的好书，也请您继续给予支持及鼓励!

●您是通过什么途径认识本书的?
□逛书店　□报纸杂志　□朋友介绍　□无意中找到

●您购买这本书的地点?
□书店　□超市　□书报摊　□其他地点

●你觉得本书的封面设计和装帧版式如何?
□很精美　□精美　□简洁　□一般

●您购买本书的动机是什么?
□对内容题材有兴趣　□喜欢封面设计
□被书名所吸引　□其他

●你觉得本书中的讲解步骤清楚吗?
□很清楚　□清楚　□不大清楚　□完全看不懂

●您对本书的整体印象如何?
□很实用　□实用　□一般　□不实用

●您对本书总体的评价是:

□物超所值　□值得一读　□有待加强　□不满意

●您通过本书的内容最受启发的是哪些?
□握手知健康　□手指知健康　□指甲知健康　□半月痕知健康
□青筋知健康　□三斑知健康　□手背知健康　□其他

●您看过或买过《观手知健康》VCD吗?
□看过　□买过　□听说过

●您知道蔡洪光老师的其他书刊吗?
□《一做就减》　　□《实用经络点穴疗法》
□《对症饮食》　　□《四时养生与饮食》

●您听过蔡老师的专业课程吗?
□感受过　□听说过　□认真学习过

●您想学习蔡洪光老师的以下课程吗?
□经络全息手诊课程　□经络三大关键手法　□经络腹部保养课程
□实用经络穴位速成课程　□对症饮食疗法课程
□经络大使课程　□超级讲师课程

回信请寄: 广东省广州市滨江东路511号宜利苑602室蔡洪光收
邮政编码: 510260　Email:wwz@hgjl.net